Andro & Devatara´s

ORGASMUS SCHULE

Schulung der Liebe für dein ganzes Leben

Lektorat: Norbert Claßen
Gesamtgestaltung & Satz: Trisign Kommunikation, Neu-Anspach
Titelbild & Fotos: Stefan Maria Rother, Berlin
Fotos mit freundlicher Genehmigung
des Verlages Simon + Leutner
Illustrationen: Andro
Druck: Paderborner Druck Centrum

ISBN 3-929475-14-6

Hans-Nietsch-Verlag, Poststr. 3, 79098 Freiburg
Internet: www.nietsch.de
E-Mail: info@nietsch.de

INHALT

Kapitel I

MORALISCHE LUST

Gibt es eine Ethik der Lust?

Lust und Lustgewinn werden in unserer Kultur als unmoralisch per se betrachtet. Sie können nur unter dem Blickwinkel moralischer Verurteilung als existent hingenommen werden. Dies bedeutet auch, daß jeder nicht als anständig gilt, der Lustgewinn nicht moralisch verurteilt. So ist nicht zu übersehen, daß 2000 Jahre einer lustfeindlichen Kultur ihre Spuren hinterlassen haben.

Diese Kultur hat ihre Wurzel darin, daß sie alles Leiden dieser Welt als ein Resultat der Lust, insbesondere der „Fleischeslust", ansieht. Dabei projiziert sie den Ursprung des Lustverlangens auf die Frau, denn diese verführe gewissermaßen den Mann zur Lust. Die „Lustfrauen" wurden im Mittelalter als Hexen verbrannt, und selbst heute gelten Frauen immer noch nicht als „rein" genug für das Amt der Priesterin. Und keine Frau kann Papst werden. Ohne Frauen und ohne Lust gäbe es aber keine Menschen mehr. Somit ist der dauernde Fortbestand der Unmoral gesichert und niemand hat mehr ein gutes Gewissen bei der Lust. Die Verleugnung der Lust ist damit als moralischer Wert installiert.

Weil es keine anständige Lust gibt, müßte eine Ethik der Lust erst noch geschrieben werden.

❧

Eine Ethik der Lust ist eine existentielle (und keine geistige).

❧

Wahres Mitgefühl erzeugt das Paradies auf Erden.

❧

Die Vertreibung aus dem Paradies (der Wirklichkeit) ist der Zweifel an der Wirklichkeit der Schöpfung (die Infragestellung Gottes).

Es gibt eine existentielle Liebe

Tatsächliches Mitgefühl geschieht im Augenblick des Orgasmus. Ein herzliches Mitgefühl (ohne Orgasmus) erregt lediglich unsere Nerven; ein nur geistiges Mitgefühl erweckt vielleicht unsere Kreativität und Phantasie, aber es läßt sich leicht vom körperlichen Schmerz und der Lust abtrennen bzw. unterscheiden. Es wird somit vergleichbar und läßt sich relativieren. Nur in der erfüllten Lust sind wir großzügig: Wer hat, der hat.

Eine Philosophie der Lust ist auch eine Philosophie des Überflusses.

Im Überfluß schwindet der Egoismus. Lust und Orgasmus sind für jeden Menschen überreichlich vorhanden, es sei denn, wir versagen uns diese vorsätzlich. In der Armut gedeiht Neid, in der Frustration Eifersucht, in der Unfreiheit Egoismus und in der Unzufriedenheit Habsucht.

Das viertausend Jahre alte Tantra lehrt: Komme nur mit erfüllten Sinnen zum Ritual, nicht aus unerfülltem Lustverlangen, nicht aus Hunger oder Durst; Gier ist der Geistigkeit abträglich.

Der Bettler, der Hungernde und der Sklave sind keine Personifizierungen moralischer Werte. Für das Jammertal des Lebens, das wir aus der menschlichen Existenz gemacht haben, müssen wir uns heute schämen.

Unsere Moral des Mangelbewußtseins hat dafür gesorgt, daß das Martyrium als ethisches Elysium verstanden wird. Eine Umwertung der Sinneserfahrungen: Leiden wird zur Freude umgemünzt.

Lust und Besitz

Besitz garantiert noch keine Freude oder Lust. Innerhalb einer Ethik des Besitzes gewinnt die Lust eine zerstörerische Komponente, weil jemand wegen der Lust seinen Besitz vernachlässigen könnte. Daß unsere besitzorientierte Gesellschaft die Körperverletzung geringer ahndet als Besitzverletzungen, wirft ein bezeichnendes Licht auf ihre Prioritäten.

Nur einen sexuell unbefriedigten Menschen kann man dazu motivieren, unlustige Dinge ohne Qualität zu tun, indem man ihm die Hoffnung vorgaukelt, daß dadurch sein Lustverlangen erfüllt wird. Der Mangel als Antrieb für Arbeit und Leistung erzeugt eine Wertegesellschaft des Unbefriedigtseins. »Ich habe noch nicht genug dies und das, deshalb muß ich ...« Lust und Orgasmus sind hingegen im Jetzt sich ereignende Gefühlsqualitäten; mit Vorenthaltung und Versprechungen läßt sich fehlende Lust nicht ausgleichen.

Sehr häufig maximieren Menschen ihren Besitz und sind damit nicht glücklich. Manche Menschen sind hingegen glücklich, obwohl sie ihren gesamten Besitz verlieren. Nicht Besitz, sondern Lustgewinn und Lustzugewinn sind die Orientierungsdaten der menschlichen Entwicklung. Alle Formen des Lustgewinns sind daher auch ethisch gerechtfertigt.

Sex und Geld hängen aber heute ebenso zusammen wie Sex und Macht. Daß unbefriedigte Menschen ihren Lustgewinn an moralisch verwerfliche Handlungen und Objekte binden können, spricht jedoch nicht gegen die Moral der Lust, sondern gegen die Unbefriedigtheit dieser Menschen. Wie sehr Fanatismus und autoritäre Strukturen, wie z.B. der Faschismus, auf frustriertem Gefühl beruhen, ist noch gar nicht genügend verstanden worden, sonst müßte unser Sex längst befreit sein. Andererseits hat die Unterdrückung der sexuellen Lust eine so umfassende und tiefe Tradition, daß alle Befreiungsversuche wie Stümperei wirken müssen - eckt doch jeder Befreite sogleich an irgend einer Gesellschaftsnorm erneut an.

Zur Ethik der Lust gehört ein veränderter Schambegriff

Solange wir uns unserer Geschlechtlichkeit schämen, wird jede Konfrontation mit ihr zu einer schamhaften Angelegenheit. Wir sind derart darauf gedrillt, den bekleideten Körper als schön oder richtig anzusehen, daß wir den Anblick eines nackten Körpers als unnatürlich und schockierend empfinden. Er ist somit tabuisiert und muß versteckt werden. Schon ein Embryo unterliegt diesem Drill in Scham, da Müttern die Tatsache peinlich ist, daß ihr Kind aus ihrem Geschlechtsteil geboren wird - aus einem geschlechtlichen Akt heraus.

Noch heute muß in weiten Teilen Europas selbst ein Kleinkind in öffentlichen Bädern bekleidet sein. Toiletten sind voneinander abgetrennt und oft so versteckt, daß keiner sie findet. Und bereits die Frage nach der Toilette ist schamhaft besetzt.

Einen kleinen Jungen mit erigiertem Penis darf es nicht geben. Bis vor wenigen Jahrzehnten wurde einfach geleugnet, daß Kinder sexuelle Wesen sind. Man hielt Sexualität für eine Entgleisung der Erwachsenen und Kinder für das Produkt eines unsexuellen Paradieses. Bis heute ist jede sexuelle Handlung von Kindern tabuisiert; selbst die Erörterung und Erforschung dieses Gebietes unterliegt diesem Verdikt.

Zwei Drittel aller Frauen beantworten die Frage »Finden Sie Ihr Geschlechtsteil häßlich?« mit »Ja«. Männer finden ihren »Schwanz« in der Regel schön, obwohl sie sich schämen, einen zu haben. Eine Ethik der Lust müßte zunächst also die Nacktheit, den Anblick unserer Geschlechtlichkeit, als Wert definieren und jede Verhüllung als Minderung davon: Umstandskleider der Kälte wegen.

Die Sprache der Lust

Dieser Wert der Geschlechtlichkeit müßte dann allerdings auch in der Sprache seinen Ausdruck finden. Der Begriff Scheide für das Geschlechtsteil der Frau ist extrem unspezifisch, denn es gibt viele Scheiden, worin Schwerter ruhen, Pilzknollen wurzeln etc. Man muß schon sagen »die weibliche Scheide« oder noch genauer »die menschliche weibliche Scheide«. Weitere Wörter wie Spalte, Möse, Fotze oder Loch sind bereits Ausdruck einer sprachlichen Abwertung und sind, selbst wenn sie ironisch gemeint oder literarisch eingebunden sind, ohne Schaden am Selbstwertgefühl der Frau nicht zu gebrauchen. Vagina, Vulva oder Uterus sind Wortungetüme einer fremden Sprache und klingen eher zynisch in ihrer durch klinischen Gebrauch entstandenen Prägung.

Gleiches gilt für das männliche Geschlechtsorgan. Auch hier finden wir wieder einen unpassenden Begriff: Schwanz. Dabei hat der Mensch gar keinen Schwanz im Sinne eines Tierschwanzes. Auch die weiteren Bezeichnungen sind eher negativ, wie Hammer, Eumel, Rute, Brechstange oder das geradezu lächerlich neutrale Glied, das natürlich den Zusatz Geschlechtsglied haben müßte, um nicht mit den vielen anderen Gliedern des Körpers verwechselt zu werden. Allerdings sagt doch zum Kopf auch niemand Oberglied. Und Penis ist wiederum der lateinisch-klinische Begriff dafür.

Kinder hingegen haben Schwierigkeiten, die kindlichen Benennungen für ihre Geschlechtsorgane ohne das Gefühl der Lächerlichkeit mit in die Erwachsenenwelt zu übernehmen, wie etwa Pimmel oder Pippi, Pullermann oder Schnecke, Lümmel oder Muschi. Und welcher Erwachsene schafft ohne Umschweife die sprachliche Quadratur des Kreises zwischen Popo, Gesäß, Arsch und Hintern? Hier gibt es nicht einmal eine lateinische Hilfestellung, womit jeder mit jedem Wort immer etwas deplaziert dasteht.

Wie läßt sich Lust überhaupt entfalten, wenn man das, womit sie zu entfalten ist, gar nicht erst angemessen benennen kann? Eine moralische Zustimmung zu derart sprachlich deklassierten Körperteilen läßt sich kaum erreichen. In einer Orgasmusschulung ist es daher unerläßlich, adäquate Worte für das eigene Geschlechtsorgan und das der Partner zu erlernen, deren Gebrauch weder zotig noch lächerlich ist. In meiner langjährigen Arbeit mit Sexualgruppen hat sich in der Tat gezeigt, daß die meisten Menschen geradezu erleichtert sind, wenn sie ein neues wertfreies Wort für ihr Geschlechtsorgan setzen können.

Die aus dem Sanskrit entlehnten Begriffe Lingam und Yoni (die ich in diesem Buch verwende) sind auch heute noch nicht negativ geprägt; auch Götter haben in der vedischen Vorstellung einen Lingam oder eine Yoni. Wer hingegen könnte in unserem Kulturkreis im Gebet an Mutter Marias Möse appellieren oder an Gottvaters Schwanz persönlich, ja, wer würde sich diese Abbildungen göttlicher Zeugungskraft ins Wohnzimmer stellen, gleich neben die Heiligenbilder?

Leider ist unser Begriff vom Schoß männlich und zu unspezifisch gegenüber der Yoni. Yoni ist auch das Tor zum Leben, das, wodurch ein Mensch geboren wird; es ist der Mutterschoß und Muttermund zugleich, die Gebärschüssel der Welt. Der Lingam ist in seinem erigierten Zustand zu verstehen - also in seiner zeugenden und lustspendenden und nicht in seiner wasserlassenden Funktion. Er ist das ewig dynamische Prinzip.

Lingam und Yoni gehören zusammen - ineinander gesteckt sind sie das Shivalingam, ein Zustand, der in dem tibetischen Mantra OM MANI PADME HUM ausgedrückt ist: Der Vajra ist im Lotos.

Lust als moralischer Wert

Erst wenn Lust zu einem moralischen Wert wird, kann sie auch guten Gewissens entfacht, genossen und entwickelt werden. Hier ist vielleicht ein Blick auf andere Kulturen hilfreich. Die griechischen Götter haben allemal Lust bei der Erzeugung der Menschen. Bei den Ägyptern ist das nicht so klar; betrachtet man aber die überlieferten Bildergeschichten, so ist da keine Geschlechtsfeindlichkeit zu erkennen, und die Könige und Königinnen gingen ihrer Lust nach, ohne dafür die Rache ihrer Götter fürchten zu müssen. Die Inder gar erkannten in der Lust den göttlichen Funken.

Unser biblisch-christliches Schöpfungsmodell hat für die Lust allenfalls Platz als ein dämonisches, verwerfliches Prinzip. Ob Gottvater den Menschen aus Lust nach seinem Ebenbild schuf, ist nicht bekannt; die Lust jedenfalls, oder besser, die Erkenntnis der Lust hat Adam und Eva aus dem göttlichen Paradies vertrieben, das ihnen von da an nicht mehr offenstand. Diese Schöpfungsgeschichte, die übrigens auch im Islam und im Judentum geglaubt wird, wird auch heute noch in den jüngsten päpstlichen Enzykliken festgeschrieben.

Ich habe Lust müßte in einer Ethik der Lust den Stellenwert eines *cogito ergo sum* bekommen, denn bedenkt man, welch eminente Rolle das Lebensgefühl in Fragen der Gesundheit, der Motivation und des Lernverhaltens spielt, könnte man auch sagen: Lust ist der Lebensantrieb überhaupt. In der Philosophie des Tantra treffen wir auf eben diesen Ansatz, ebenso in der tibetischen Wiedergeburtslehre, nach der sich die Menschenseele aus reiner Lust an der Lust wieder und wieder inkarniert.

Es ist sehr fraglich, ob es für den Menschen nun besser ist, die Unvermeidbarkeit der Lust als Leiden zu erfahren denn als Lohn und Bereicherung. Die Leidenschaft, die ja auch ein Begriff für Lust sein kann, wird ja nur deshalb zu einem Leiden, weil wir versucht sind, die Lust abzutöten bzw. zu unterdrücken.

Wer die Lust in seinem Leib abtötet, dem winke das Himmelreich, so die These von Thomas von Aquin. Ich setzte ihr entgegen: Mache dein Leben erfüllt wie die Sommerblumen auf dem Felde, denn siehe, der Herr hat die Lust erschaffen wie Menschen und Tiere und alles, was auf der Erde wirkt und lebt. Deshalb achte seine Werke, denn keines ist geringer davon als du selber. Wer die Lust verehrt, ist damit Gott nah.

Lust ist nicht doppelbödig. Man kann nicht sagen, daß man sie nicht haben will und sie doch bekommen. Deshalb ist Lust wahr. Nichts ruiniert das Leben mehr als die dauernde Lebenslüge über die Lust, von der gesagt wird, man habe sie, obwohl man sie nicht hat und nicht haben darf. Von der gesagt wird, man will sie nicht, und ein Leben lang danach trachtet, über sie hinwegzukommen und schließlich von ihr erlöst zu sein. Als wäre es ein Verdienst, lustlos Sex zu haben, lustlos zu arbeiten, ohne Lust zu essen, ohne Lust zu trinken, ohne Lust zu leben.

Dabei ist in Sachen Lust der Aspekt der Selbstliebe neu zu definieren, haftet ihr doch immer noch der Geruch des Schlechten an. Die eigene Lust zu pflegen, seinen Körper in einem Zustand der Lust und Lustfähigkeit zu erhalten, wird hier ein Auftrag und eine soziale Unterstützung des anderen.

Erzeuge soviel Lust wie möglich

Teile soviel Lust wie möglich, laß andere daran teilhaben. Betrachte Lust nicht als einen Besitz oder Status. Gestalte alle Lust künstlerisch, mache sie schön und vielfältig. Habe Lust auf deine Kinder. Habe Lust auf deine Frau und auf deinen Mann. Schaue mit Lust die Dinge und das Leben an. Achte die Lust jedes anderen wie die deine. Jeder hat Anspruch auf Lust und ist darin gleich.

Schaffe gute und solide Voraussetzungen zur Entfaltung der Lust. Lehre deine Kinder Lust am Leben. Raube nicht die Lust des anderen, sondern erzeuge selber jederzeit Lust. Niemand ist unwert, mit dir die Lust zu teilen. Hege und pflege den Tempel deiner Lust (den Körper). Sei dir nicht zu schade für die Dinge, die getan werden müssen, um Lust wirklich zu entfalten. Beteilige dich an einem sozialen Netz der Lust. Rede nicht schlecht über die Lust des anderen. Beschütze das Leben, das Gefäß der Lust. Achte und ehre deine Lust als göttlichen Aspekt.

Die Lust erzeugt Intelligenz, die Aussicht auf Lust macht erfinderisch. Eine Ethik der Lust zu definieren und anzunehmen, bedeutet jedoch, sich auf eine unausweichliche Dauerkonfrontation mit dem Rest der Gesellschaft einzurichten. Wer glaubt, daß er scheinheilig die Werte der Gesellschaft wahren und gleichzeitig heimlich die Früchte der Lust genießen könne, der irrt sich. Lügen haben kurze Beine, wie der Volksmund sagt.

Es ist durchaus moralisch, sich nicht an den Lippenbekenntnissen der Gesellschaft in Sachen Lust zu beteiligen. Es ist ebenso moralisch, einen Standpunkt zu beziehen, auch wenn dir dafür Unbequemlichkeiten drohen. Es ist auch moralisch, die Sitten und Moralvorstellungen einer Gesellschaft zu hinterfragen und eine eigene Moralität zu beanspruchen und zu verwirklichen - zumindestens in deinem privaten Rahmen.

Eine Umwelt, in der es keine Lust macht zu leben, ist ethisch verwerflich. Unlust zu produzieren kann nicht dein Ziel sein. Partnerschaftliche Verpflichtungen, die du eingehst, sollten auch dein und euer Lustprinzip beinhalten.

Lebensqualität beinhaltet Lust, ja, es läßt sich unschwer erkennen, daß eine Ethik der Lust durchaus der Maßstab für das moralische Handeln des einzelnen und der Gesellschaft sein kann. Wer die Lustlosigkeit in den Ostblockstaaten erlebt hat, der weiß, was den Menschen dort gefehlt hat und wonach sie sich immer noch sehnen. Und erst wenn sie begreifen, daß Qualität keine Sache von Geld oder Zuteilung ist, also keine ökonomische Frage darstellt, werden sie aus dem tristen Einheitsgraurot ihrer lustlosen sozialistischen Vergangenheit erlöst werden können.

Daß der Mensch sexuelle, sinnliche Lust verspürt ist notwendig und gut, es gibt ihm sein Lebensgefühl, das jedem und allen zusteht. Die Freiheit der Lust, Sinnlichkeit und des Gefühls sind ebenso ein originäres Grundrecht wie die Unantastbarkeit des Lebens, denn sie gehören zur Würde des Menschen.

Eine lustlose technische Insemination oder Retortenzeugung des Lebens ist verwerflich, denn Lustentzug ist genauso eine Folter wie jede andere Form der Züchtigung und des Sinnesentzugs auch. Bedanke dich bei deinem Genital, daß du da bist; es ist der Stellvertreter deiner eigenen Zeugung. Reiche die Lust, aus der du gezeugt wurdest, die du erlebt hast, weiter als kollektives Gnadengeschenk, den heimlichen Gral aller Mystiker.

Kapitel II

DER ORGASMUS

Eine Frau eilt gestikulierend am Strand auf und nieder und bricht dabei in Ausrufe entzückter Exaltiertheit aus. Was sie dazu veranlaßt, ist nicht etwa ein nackter Mann oder ein fremder Freier - es ist ein Trupp vorbeiziehender Delphine, am Gestade spielend. Und sie, die Frau, könnte sich, den Lemmingen gleich, kopfüber von den Klippen ins Meer stürzen, ganz diesem Sinnbild eines ozeanischen Orgasmus folgend. Die vorbeibuckelnden Meeressäuger offenbaren ihr ein Bild von Gemeinsamkeit und Übereinstimmung mit sich selbst, den anderen und den Elementen, und - Delphine lächeln immer.

Männer fühlen sich im allgemeinen weniger von Sinnbildern eines endlosen Ozeans angezogen. Sie sehen eher das Individuum, den springenden Delphin, der sich ekstatisch über das ozeanische Element erhebt. Dieses Schnalzen des ganzen Körpers, mit der Urkoordinate aller Muskeln ausgeführt, die beim Menschen wohl noch aus der amphibischen Entwicklung herrührt, verursacht im kleinen Kind, dem Baby, ein glucksendes Wohlbefinden, das demselben Gefühl entspricht, das ein Mensch auf dem Gipfel seiner Lust empfindet.

Orgasmus - eine Begriffsbestimmung

Das Wesentliche am Orgasmus ist die Gefühlsbefreiung, die im ganzen Körper erlebt wird. Wie ein Wutausbruch, ein cholerischer Anfall oder das mit körperlichen Reaktionen verbundene Ausbrechen in Tränen ist der Orgasmus ein Gefühlsausbruch per se, da innerhalb seiner Erscheinungsmuster alle anderen Gefühlsformen mit auftreten können.

Es gibt wissenschaftliche Ansichten, die im Orgasmus lediglich eine Art Spasmus sehen - also nichts wesentlich anderes als Niesen oder Husten. Und wenn es auch sicher im wissenschaftlichen Sinne richtig ist, nüchtern und trocken das äußere physiologische Erscheinungsbild zu beschreiben, also den Spasmus und die Delubrikation, so ist dieses jedoch nur die mechanische Voraussetzung für den Orgasmus, den befreienden Gefühlsausbruch an sich.

Jeder Mensch wird aus so einem Orgasmus, dem Prozeß von Spannung - Verflüssigung - Gefühlsausstoßung, geboren, aus der Gebärmutter der Frau in die Welt geschleudert, und kennt daher schon aus frühester Erfahrung diese Gefühlswoge und wird sie immer wieder suchen. Die Orgasmusfähigkeit in diesem Sinne bleibt lebenslang für jeden, den Ärmsten, den Reichsten, selbst für die Gefangenen oder die Sterbenden erhalten.

Ich höre hier oft den Einwand: Wenn dem so ist, warum braucht es dann überhaupt eine Orgasmusschule? Gemäß Rousseaus *Zurück zur Natur* bräuchten wir dann doch einfach nur zu sein, und alles käme ganz von selbst. Und mithin stelle jede Einmischung eine Form der Hybris dar.

Meine Antwort: Der Orgasmus ist natürlich, nur wir sind es nicht. Und deshalb kommen wir wie gestrandete Wale ohne fremde Hilfe nicht mehr zurück in das Meer der freien Natur. Eine Schulung des Orgasmus kann jemand jedoch erst dann annehmen, wenn er auch akzeptiert, daß in seinem Gefühlshaushalt ganz allgemein eine Schulung stattfindet. Ich fand in meiner zwölfjährigen Lehrtätigkeit, daß es hierbei zunächst sehr wichtig ist zu erkennen, daß ein Gefühl kein unveränderliches Naturereignis darstellt, sondern einem Lernverhalten entspringt, das auf eine Sinneswahrnehmung folgt.

So zeigt sich, daß Kinder ihre Lieblingsspeisen innerhalb der Familie quasi anerzogen bekommen und mit der heimischen Küche in ihrem Essensgefühl geschult werden. Meist verbinden sie mit diesen Speisen das beste Essensgefühl ihres Lebens, ganz unabhängig von deren tatsächlichen Qualität. Und diese Küche läßt sich nur dann zu einer *Grande Cuisine* entfalten, wenn wir begriffen haben, daß wir Geschmack einst gelernt haben.

Das Perfide an unserer nachviktorianischen Gesellschaft ist, daß sie oberflächlich aufgeklärt erscheint, aber den Schlüssel zur wirklichen Selbstbefreiung des Gefühls weiterhin einem Tabu unterwirft. Hierin liegt die Strandung des Gefühlswracks Mensch begründet, und freilich ist der Mensch, der nicht an seine Lust, seinen Orgasmus herankommt und mithin kein erotisch-ekstatisches Lebensgefühl mehr hat, durch jederlei Form einer Ersatzgüterwirtschaft leicht auszubeuten. Er wird süchtig nach Konsum, der ihn nicht befriedigt.

Hier eine Änderung zu schaffen ist immer revolutionär und erschüttert die Grundfesten unserer Gesellschaft. Ich drücke mich hier ganz bewußt so kraß aus, damit du dich nicht der Illusion hingibst, das Orgasmusverhalten ließe sich gewissermaßen nur durch ein »Know-how-Knöpfchen« umstellen, und schon sei die Welt verändert. Und du wirst sogar damit rechnen müssen, daß deine inneren Polizisten, Zensoren, Schweinehunde, Eltern und Kritiker alles daran geben werden, einer wirklichen Änderung entgegenzutreten.

Verschiedene Orgasmen

Orgasmus ist nicht gleich Orgasmus. Es lassen sich leicht zwei Orgasmustypen unterscheiden. Der eine, bei Frauen oft auch klitoraler Orgasmus genannt, wird vornehmlich durch die Erregung der Klitoris bestimmt, erfaßt selten mehr als den genitalen Bereich und klingt auch rasch wieder ab. Dies entspricht dem genitalen Orgasmus beim Mann, der sich auch wenig über die Beckenregion hinaus ausbreitet und degenerativ wirkt. Der Körper gerät dabei nicht außer Kontrolle.

Im Unterschied dazu gibt es den Ganzkörperorgasmus, der bei der Frau oft vaginaler Orgasmus genannt wird. Er breitet sich im ganzen Körper aus und ist ein regenerativer Prozeß, bei dem der ganze Körper in Erregung kommt, oft bis zu einem zeitweiligen angenehmen Kontrollverlust, dem sich der Körper spontan überläßt. Männer können diesen ganzkörperlichen Orgasmus ebenfalls erreichen; auch bei ihnen verändert sich die Atmung, der Stoffwechsel, die Hormonausschüttung usw. Vor allem dauert dieser Prozeß im Körper länger an, oft dreißig Minuten oder mehr.

Zu einem solch ganzheitlichen Orgasmus können auch Kinder durch nichtgenitale Körperaktivitäten oder starke Anstrengungen kommen. Das gleiche kann auch bei Erwachsenen passieren, die sich durch intensive körperliche Aktivität, wie z.B. Tanzen oder Sport, bis zu einem ekstatischen Zustand bringen.

Ist der ganzkörperliche Orgasmus erst einmal angelaufen, kann er leicht durch geringe Aktivität erneut in Gang gebracht werden und zu sogenannten multiplen Orgasmen führen. Ein genitales oder klitorales Mitwirken ist dabei nützlich, aber nicht zwingend. Die beim Mann oft schnell auftretende Ejakulation unterbricht den Aufbauprozeß des ganzheitlichen Orgasmus und ist eher hinderlich, weil die Erholungsphase nach einer Ejakulation etwa 30 Minuten beträgt und in dieser Zeit kaum weitere aufbauende Aktivitäten gemacht werden können.

Der Orgasmus ist das Natürlichste, und eben das ist uns seit je verboten worden

Orgasmus kommt von Orgasmus, kommt von Orgasmus ... Der Orgasmus hört nicht auf. Man hat keine begrenzte Anzahl von Orgasmen im Leben, mit denen man haushalten müßte wie mit eingemachtem Obst im Keller. Wer sich also bereits beim ersten schwächlichen Aufwallen seines orgasmischen Meeres zurücknimmt und gewöhnlich wird, nüchtern, gefühllos oder ernst, der ist nicht im Meer, sondern hat sich nur die Füße naß gemacht. So ist auch der Orgasmus nach dem Orgasmus nicht der schwächere. Es ist eine typisch männliche Vorstellung, daß mit dem ersten Schuß Samen alles erledigt sein müsse und ein Orgasmus ohne Samen ein »leerer Schuß« sei.

Dies unterscheidet den außergewöhnlichen Lebenszustand vom ordentlichen und gewöhnlichen. In letzterem werden häufig folgende Meinungen vertreten:

- Man könne doch nicht dauernd orgasmieren, das sei krank.
- Man könne jedoch dauernd ernst bleiben und arbeiten, das sei nicht krank.
- Man könne durchaus zeitlebens ohne Orgasmus sein, auch das sei nicht krank.

Wenn eine Frau derart freudlos einige Kinder zur Welt gebracht hat, bekam sie vor wenigen Jahrzehnten noch ein Mutterkreuz - nach dem Orgasmus hat sie niemand gefragt. Wenn ein Mann immer gleich nach dem Abspritzen aufhört und gewöhnlich wird, hat er seinen Orgasmus nie erreicht. Er wird nicht wissen, wonach er selbst und die Frau sich sehnen.

Orgasmus und Befruchtung stehen in engem Zusammenhang zueinander. Eine Frau weiß, daß Orgasmus und Schwangerschaft nicht dasselbe sind - ein Mann hingegen weiß nie genau, ob Ejakulation und Orgasmus nicht doch dasselbe sind. Eine Frau, die nicht bereit ist, sich befruchten zu lassen, wird schwer oder gar nicht zu einem ganzkörperlichen Orgasmus kommen. Ihr Körper wird innerlich versucht sein, den Muttermund wegzuhalten, zuzuhalten.

Orgasmen kann jeder jeden Tag haben, so viele, wie er in seinem Tagesablauf nur unterbringen kann. Ejakulationen wird ein Mann in seinem Leben nicht entsprechend viele haben können; allerdings läßt sich bei geeigneter Ernährung und Lebensführung die Samenproduktion deutlich steigern.

»Wieviel ist denn gut für mich?«

Die Frage »Wieviel ist denn gut für mich?« begrenzt dich in deiner Vorstellung. Jeder hat schon längst für sich entschieden, wann wieviel und wo richtig ist, wieviel zu viel ist, wann besser gar nichts ist - und welche Situationen und Umstände mit dem Bann des »Nie« belegt sind.

Das ist der Punkt, von dem ich jetzt reden muß. Forsche genau in dir nach. Kennst du eine Redewendung oder Vorstellung, die mit einem besser nicht oder nie belegt ist? Wenn ja, schreibe sie auf und notiere auch, wie oft, wann, wo und in welchem Zusammenhang du diese für richtig erachtest. Sage nicht »Ach, das gilt nicht für mich«, weil du merkst, daß es dem Anliegen dieses Buches zuwider läuft und du ihm oberflächlich Genüge tun willst. Bitte mache dir die Mühe und liste erst einmal auf, wann besser weniger und wann am besten nie ist. Wenn es dich wirklich nicht betrifft, macht es ja nichts aus, es wenigstens überprüft zu haben.

Du wirst sicher viele Gründe in deinem Leben entdecken, weshalb du sagen kannst: »Also hier jetzt besser nicht.«

Wir wollen diese Gründe jetzt gar nicht näher untersuchen, sondern zunächst nur sammeln. Also, es gibt eine Anzahl Gründe, und dann wollen wir nachschauen, welche Gedankenmaxime ihnen zugrunde liegt. Dabei wirst du feststellen, daß die tausend Gründe, warum sich Menschen einen möglichen Orgasmus oder ihre Lust versagen, vordringlich an dem Zweifel festgemacht sind. ob es gut für sie ist. Und daraus folgt *im Zweifel nicht.*

Diesen Zweifel müssen wir sehr genau untersuchen. Er hat eine spezifisch männliche und eine spezifisch weibliche Komponente.

Das Leben ist viel positiver, als wir es gemeinhin wahrhaben wollen; es will dich von Vergnügen zu Vergnügen bringen. Wer uns das Vergnügen letztendlich vermiest, sind allemal wir selber und die anderen - oder: wir im Verein mit den anderen. Wenn es dein liebstes Vergnügen ist, sexuell zu sein, so sei sexuell, und wenn es dein liebstes Vergnügen im Leben ist zu orgasmieren, weshalb liegst du dann nicht in andauernden Verzückungen? Ich will dir sagen, weshalb das so ist: Weil wir die Lust als existentielles Triebverhalten gegen ein Linsengericht eingetauscht haben. Und dieses Linsengericht heißt *der richtige Mann* bzw. *der Größte sein zu wollen.*

Die Frau hat gelernt, ihre Lust, ihre ganze orgasmische Fähigkeit zu verwalten, um sich in erster Linie für einen, den richtigen Mann, bereitzuhalten: natürlich den Vater ihrer Kinder. Dieser eine könnte aber genauso gut auch ein Star oder ein Meister sein, den so viele begehren, daß ihre Chancen gering sind, ihn zu bekommen. Trotzdem würde sie sich nur ihm öffnen und mithin jedem anderen nicht.

Der Mann wird für die Aussicht, einst als der größte Monopolist in Sachen Lust zu gelten, alles einsetzen, auch den Verzicht auf sein eigenes orgasmisches Wohlbefinden, winkte ihm am Ende dafür, daß sich allein ihm alle, alle zuneigen - auch die Männer -, sich ihm zu Füßen werfen und seine Größe anbeten. Ich sage dir dazu, daß du damit nichts gewinnen kannst, sondern - im Gegenteil - die Qualität deiner Orgasmusfähigkeit verlierst und weder der Größte wirst noch den Größten bekommst.

Der Orgasmus ist etwas zutiefst Kollektives, ein Kommunismus des Gefühls, weil du dich im Orgasmus mit den anderen und den Elementen eins fühlst. Stell dir vor, du würdest nur in der Anwesenheit eines bestimmten Menschen atmen wollen, bei anderen aber nicht.

Der Orgasmus ist ein Grundrecht

Der Orgasmus ist ein allen zustehendes Grundrecht, ein uneingeschränkter Anspruch auf Gefühl, obwohl zwei Drittel der Frauen mit ihrem Orgasmus nicht zufrieden sind. Knapp die Hälfte aller Frauen hat gar keinen, und rund ein Drittel hat jegliche sexuell-erotische Interaktion eingestellt.

Diese in den letzten Jahrzehnten in den westlichen Industrieländern nur leicht schwankenden Zahlen lassen sich mit den dürftigen Erhebungen in anderen Ländern kaum vergleichen. Wenn dort eine Frau gefragt wird, ob sie mit ihrem Sexualleben zufrieden ist, wird sie immer mit Ja antwortet - auch wenn sie keinen Orgasmus hat -, solange sie nur fruchtbar ist oder Kinder hat.

Der Orgasmus ist ein von der Zeugung zu trennendes Gefühl. Einen Orgasmus zu haben, ohne die Angst, gleich schwanger zu werden, befreit eine Frau in der Weise, wie der Mann bereits frei ist, da er durch seinen Orgasmus auch nicht schwanger wird.

Der Orgasmus ist eine Kraft, die alles menschliche Leben gründlich durcheinander bringen kann. Die Fortpflanzung läßt sich auch ohne Orgasmus, ja, ohne sexuelle Vereinigung erledigen. »Durch den Orgasmus kommt alles durcheinander«, sagen die Konservativen, jene, die eben alles geregelt wissen wollen.

Die wenigsten Konservativen haben sich allerdings je darangemacht, den Orgasmus regeln zu wollen. Sie waren der Meinung, er sei besser zu unterdrücken, einfach zu ignorieren oder - besser noch - durch andere Dinge zu ersetzen. Sie empfehlen uns, den Orgasmus zugunsten von Geld und Macht lieber ganz zu unterlassen und uns stattdessen ähnlichen, aber anderen Gefühlen hinzugeben, die nach ihrer Meinung viel berauschender und bedeutender sein sollen. Und diese sind natürlich wiederum nur über den sicheren Erfolgsweg »Geld und Macht« zu erreichen.

Dabei übersehen diese selbstberufenen Sublimationstheoretiker nur allzu gerne, daß ein Substitut zwar ausfüllt, den orginären Trieb aber weiterhin ungestillt läßt. Wer Hunger hat, wird nicht satt vom Trinken.

Vom Orgasmus kann Mann/Frau jedoch nicht genug bekommen. Der Orgasmus beinhaltet schon einen Wiederholungszwang, eine Fortsetzungswelle - eben weil er so schön ist. Dagegen ist das Leben ein Jammertal, wenn es ohne jedes orgasmische Gefühl gelebt werden muß.

Deshalb ist es so wichtig, am Anfang zu lernen, daß der Orgasmus existent ist, daß er permanent ist und dem Lebensprinzip immanent ist. Wo er nicht ist, haben wir ihn verscheucht oder hinauskomplimentiert. Und oft leugnen wir ihn auch, wie z.B. in schwierigen Lebenslagen wie Streit und Vergewaltigung, wo der Orgasmus dennoch da ist wie ein unerwünschten Untermieter, und sagen: »Da war gar keiner.«

Der Orgasmus ist nicht unanständig, es ist eher unanständig, keinen zu haben. Der Orgasmus ist keine verkünstelte, dekadente Verirrung der Sinne, sondern das Naturgeschenk des lebenserhaltenden Sexualtriebes, ohne den wir alle nicht existent wären.

Schaffe Platz für den Orgasmus

Schaffe zunächst Platz in deinem Leben für deinen Orgasmus. Schaffe Raum und einen angemessenen Rahmen für ihn, versehen mit allen Attributen seines ihm zustehenden Wertes.

Am Beginn der Entwicklung deines Orgasmus gilt es nur zu wissen, wo du stehst. Diejenigen, die nicht in dem paradiesischen Zustand orgasmischer Erfüllung leben, müssen zunächst Aufräumarbeit tun, eine Umgestaltung ihrer Gewohnheiten ermöglichen und auch vollziehen. Denn ohne Veränderung geschieht nichts Neues.

Eine falsche Ansicht ist z.B.: »Mein Orgasmus kommt nicht von mir, sondern er wird mir gemacht.« Der Orgasmus geschieht jedoch in jedem allein und ausschließlich in ihm; ohne eigene aktive Beteiligung wird er nicht geschehen.

Der Orgasmus ereignet sich nicht, wenn die Sterne richtig stehen oder die Maße der Frau mit dem Kontostand des Mannes übereinstimmen, sondern er wird dann aufwachsen, wenn man sich ganz dem anderen hingeben kann.

Die inhärente Ethik des Orgasmus erfordert, daß du seine Werkzeuge liebst. Deshalb schaue nach, ob du nicht etwa diese Werkzeuge als abstoßend, ekelhaft, häßlich oder sonstwie unwert empfindest. Du könntest ansonsten in einen Widerspruch zu dir selbst geraten. Sicher würde der Orgasmus deinen Ekel kurzfristig überschwemmen bzw. hinwegdrängen können, aber danach wartet schon die Wüste deiner Reue auf dich, in der du ein Bollwerk gegen den nächsten errichtest. Ganz nach dem Motto: »Einmal probiert - das hat mir gereicht.«

Da der Orgasmus überall im Leben lauert, ist es (gemäß der griechischen Ratio) nur vernünftig, sich dionysisch mit ihm zu verbünden, anstatt ihn zum Feind zu erklären. Ich kenne hingegen Menschen, deren einziger Lebensinhalt der stete Kampf gegen Schmutz, Schund, Mißbrauch und Pornographie ist. Sie sind keine strahlenden, liebenden, orgasmischen Ritter einer wie auch immer gearteten Tugend, sondern verarmte Seelen, die keine Lust je durchsonnte.

Beobachte genau, ob du mit ganzem Herzen proorgasmusorientiert bist oder dich nur zum Teil darauf einlassen willst. Der Orgasmus ist nämlich nicht in Prozenten zu erwerben; er nimmt dich entweder ganz mit ins Meer deiner Gefühle oder du bleibst am Strand zurück. Einen halben Orgasmus kann niemand haben. Wenn du dich aber ganz darauf einläßt, wirst du feststellen, daß man nicht nur einen Orgasmus, sondern sehr viele verschiedene haben kann.

Der Orgasmus wird durch die Stimulation deines ganzen Körpers erreicht. Ein Gelähmter erfährt keinen ganzkörperlichen Orgasmus, obwohl er durchaus fruchtbar und zu sexueller Vereinigung in der Lage sein kann. Der Orgasmus wird nicht allein und ausschließlich durch die Stimulation der Genitalien erreicht, sondern auch mit diesen. Wer alles an sich mit Ausnahme der Genitalien von der Stimulation ausnimmt, sich nicht wirklich beteiligt, nichts sieht, nichts hört und nichts spürt, wird kaum je einen ganzheitlichen Orgasmus erfahren.

In vielen für Frauen orgasmusfeindlichen Kulturen bleiben diese beim Sex gänzlich bekleidet und dürfen sich nicht bewegen. Der Akt selbst geschieht nur bei Nacht oder im verdunkelten Zimmer. Ihnen ist der Gebrauch des Spiegels verboten, genauso wie es ihnen untersagt ist, ihre Geschlechtsteile selber anzufassen. Solche Frauen erleben kaum je einen Orgasmus.

Der Mensch bezieht seine Lebenslust aus dem Orgasmus

Tiere können ihr vorhandenes orgasmisches Potential nicht so weit entfalten wie Menschen. Daß Menschen sich im Gegensatz zum Tier jederzeit vereinigen können und unabhängig von Brunft und Fortpflanzung Lust erleben, ist ein unausgesprochener Auftrag, dies auch zu tun und zu entwickeln - zumal es das Leben glücklicher macht.

So beginne mit der Orgasmusschulung, indem du tabula rasa, reine Matte, schaffst und zunächst die falschen Grundsätze und Vorstellungen hinauswirfst. Weiße Wände. Keinerlei Ansprüche.

Nun setze dich in die Mitte deines Körpers wie in einen schönen Tempel und bereue nicht, daß es bisher noch nicht so war, sondern genieße zunächst nur das Gefühl der Vorfreude - die Aussicht darauf, daß es anders werden kann.

Widerstehe der Versuchung zu glauben, daß es schon anders ist. Du bist vielleicht orgasmisch noch so unterentwickelt wie ein Küken und würdest beim Versuch, jetzt schon zu fliegen, nur aus dem Nest fallen.

Kapitel III

DER MÄNNLICHE ORGASMUS

Der männliche Erregungsablauf ist linear

Der männliche Erregungsablauf ist ein sich rasch aufbauender und schnell potenzierender Prozeß. Er treibt einer stürmischen Entladung zu, nach welcher der Mann sich am liebsten entfernt und zurückzieht, zumindest aber auf eine gewisse Distanz geht.

Die Entladung ist der Samenerguß, die ejaculatio, die vom Mann im Lingam als lustvolle Zuckung empfunden wird. Dies bedeutet aber noch nicht, daß der Mann auch einen Orgasmus hat. Richtiger ist es zu sagen, daß er während der Samenausstoßung einen genitalen Orgasmus erlebt. Dieser ist aber auf den Lingam zentriert und verändert den Mann kaum - gerade mal so viel, daß er vielleicht ein wenig ins Stöhnen kommt, schwächlich japst oder sich räuspert. Es ist dabei übrigens gleichgültig, ob er viel oder wenig Samen ejakuliert; das konvulsivische Zusammenziehen der geschwollenen Harnröhre wird unabhängig davon als lustvoll empfunden.

Manche Männer erreichen diesen Entladungsorgasmus bereits nach 30 Sekunden, wobei mehr oder weniger Aktivität zur Stimulation nötig sein kann. Es gibt Männer, die bereits beim Eindringen ejakulieren oder allein durch das Sehen eines Films oder einer erotischen Vorführung zum Samenerguß kommen.

Die Gleichsetzung von Samenerguß und männlichem Orgasmus ist eine weitverbreitete, aber falsche Auffassung: Die traurige Wahrheit ist, daß sich die Mehrzahl aller Männer mit ihrem genitalen Orgasmus zufrieden gibt, um direkt danach zum nächsten Ereignis zu eilen. Ein ganzkörperlicher Orgasmus ist aber für den Mann genauso erreichbar wie für die Frau.

Die Tatsache, daß viele Männer über ihre erste schnelle Ejakulation nicht hinausgehen, hängt damit zusammen, daß sie als Kinder oder junge Männer nichts anderes gelernt haben und somit nur einem entwicklungsgeschichtlichen Fluchtinstinkt folgen. Konkret heißt das: Sie wollen nicht von den Eltern oder anderen ertappt werden.

Die Erwachsenen bestätigen zudem den Heranwachsenden dieses Ex- und Hopp-Prinzip, nach dem der Mann angeblich nur eben abspritzen will und dies sein Vergnügen sei. Seine Lust wird zu einer Art asozialen Genußsucht degradiert. So darf es nicht verwundern, wenn die Mehrzahl der Männer genau diesem Bild entspricht.

Der Ganzkörperorgasmus

Zur Entwicklung eines Ganzkörperorgasmus ist es für den Mann wichtig, nicht gleich nach dem Samenerguß aufzuhören. Ebenso ist es wichtig, von dem linearen Erregungsablauf abzuweichen und Pausen zu setzen. Ein Jodler, der ohne Pause ruft, wird sein Echo nicht hören.

Viele Männer sind der Meinung, daß sie nur einen Samenerguß haben können und dies gewissermaßen eine natürliche Gegebenheit sei. Das ist ein Irrtum. Samenflüssigkeit ist gewöhnlich genügend da, und selbst wenn das Reservoir hinter der Vorsteherdrüse leer sein sollte, wird die Kontraktion der Harnröhre immer noch als genauso lustvoll empfunden.

Der Organismus benötigt ca. 30 Minuten, um eine entsprechende Menge Samen für eine Ejakulation nachzuproduzieren, etwa so lange, wie eine sexuelle Erregungsphase dauert oder zumindest dauern kann. So ist einer ununterbrochenen Folge von Wiederholungen keine organische, sondern eher eine psychische und erworbene Gewöhnungsgrenze gesetzt.

Beherrscht ein Mann den Fluchtreflex oder vermeidet er einen Genitalorgasmus und verlängert so seine Erregungsphase, wird er nach etwas mehr als 30 Minuten Erregung in einen anderen Gefühlszustand, begleitet von rhythmischen, unfreiwilligen Bewegungen, geraten und das Bedürfnis verspüren, seinen Körper in peristaltische Schwingungen zu versetzen. Jetzt fühlt er seine Erregung bis in die Haarspitzen und bis in die Fußsohlen hinein.

Die Unterschenkel werden oft kalt und schwitzen, wohingegen die Körpermitte um bis zu fünf Grad heißer wird. Die Erektion des Lingam macht Ab- und Anschwellphasen durch, bleibt aber in der Regel immer ausreichend erigiert, um eine Vereinigung mit einer bereiten Frau oder einem bereiten Mann zu gewährleisten.

Ereignet sich so erst nach längerer Vereinigung ein Samenerguß, den der Mann auch noch im Erguß abbremsen kann, ist er meist auch rasch für die nächste Erregungsphase bereit. So sind bei einem normalen Mann im Verlauf von vier bis fünf Stunden bis zu 5 Samenergüsse möglich. Der Mann kann auf diese Art genau wie eine Frau mehrere Orgasmen oder sogenannte orgasmische Plateaus erleben, die einem 30-40 Minuten langen Orgasmus ohne Samenerguß entsprechen.

Das nach dem Samenerguß zu beobachtende Abschwellen des Lingam ist eine Begleiterscheinung des Fluchtreflexes und wird häufig - vor allem von den Männern selbst - als Beweis für die Annahme gewertet, daß einmal genug sei. Der männliche Orgasmus unterscheidet sich aber nicht wirklich vom weiblichen Orgasmus. Der Mann kann z.B. ebenso wie die Frau durch Penetration zum Orgasmus kommen, wenn er sich anal vereinigt und der eindringende Lingam seine Prostata a tergo, also von hinten, stimuliert, was leichter zu multiplen Orgasmen führt.

Wir müssen mithin auch genau zwischen dem gewohnten Männerorgasmus als erworbenem Verhalten, dem reinen Triebabfuhrverhalten oder Besamungsvorgang ohne Lust und Moralprinzip und eben dem sozial-ethisch orientierten und damit partnerbezogenen Ganzkörperorgasmus unterscheiden.

Jedes Orgasmusverhalten ist erlernt

Nur soviel, wie ein Mann über den Orgasmus gelernt hat, kann er auch anwenden. Ohne ein Beispiel, ohne weitere Anregung wird er nur seinem angeborenen Besamungsinstinkt und dem Fluchtreflex folgen, was gleichzeitig auch bedeutet, daß er nicht gerade zu vielen ganzkörperlichen Orgasmen kommen wird.

Männer erregen sich oft. Es gehört offenbar zur Natur des Mannes, ständig erregt zu sein. Die Erregung ist dabei nicht nur genital zu verstehen, es ist eine nervöse Erregung überhaupt. Männer fühlen sich wohl, wenn ihr Lingam steif wird. Das Gefühl der anschwellenden Erregung gibt ihnen Sicherheit, Lebensmut, Antrieb und Trost.

Es gibt Männer, die sich bei jeder Gelegenheit stimulieren, in der Hose, im Bett, unter der Dusche, auf der Toilette, im Park hinter einem Baum, beim Autofahren, in der Parkgarage, nach der Vereinigung und selbst im Schlaf. Diese Stimulierung verlangt nicht grundsätzlich nach einer Entladung, sie verlangt vielmehr nach Wiederholung. Manche Affenmännchen sind den ganzen Tag über erregt, ohne daß sie gleich auf jedes Weibchen springen, das ihnen begegnet.

Das Verstecken des erigierten Lingam gehört zu unserer Kultur wie die Gitter zum Gefängnis. Ein Mann ist heute in der ständigen Situation, seine Erregung verstecken zu müssen, da sie als unanständig gilt.

Gleichwohl ist seine Geschlechtlichkeit, seine Potenz und die Sichtbarkeit seiner Potenz der Angelpunkt, um den sich sein Leben dreht. Männer mit kleinem Lingam oder einer ausgeprägten Unerregbarkeit entwickeln deshalb häufig Neurosen oder ein Kompensationsverhalten, wie z.B. Pedanterie oder krankhaften Ehrgeiz. Wenn man ihnen das nimmt oder untersagt, sind meist aggressive und asoziale Verhaltensweisen die Folge. Die männliche Potenz will immer präsent sein. Ein Großteil männlichen Gehabes wurzelt allein im Vorführen eines *Guck mal, was ich kann!* Dies erzeugt natürlich ein Gegengehabe der anderen Männer: *Das wollen wir doch erst mal sehen. Du bist doch nur ein Angeber!* Meist bezieht sich dieses Potenzgehabe auf nichtsexuelle, stellvertretende Bereiche, da ja das Zeigen der tatsächlichen sexuellen Potenz als Rangfolgeregelung bei uns tabuisiert ist. Alles Potenzgehabe ist jedoch kein Orgasmus.

Orgasmusschulung für Männer

Wenn wir vom männlichen Orgasmus reden, müssen wir deutlich zwischen einem mehr genitalen Orgasmus, der auf die untere Körperregion beschränkt bleibt und in seiner Auswirkung degenerativ ist, und einem ganzkörperlichen Orgasmus mit regenerativer Wirkung unterscheiden. Ein Mann kann sehr wohl geil sein, seine orgasmische Potenz hochhalten und dennoch bar jeden Gefühls sein, bereit zur raschen Flucht, wenn ihm der Überraschungssieg, die Überrumpelung gelungen ist.

Einen ganzkörperlichen Orgasmus kann ein Mann jedoch nur mit einem Partner entwickeln, mit dem er vertraut ist und zu dem er Vertrauen hat. Er muß sich sicher sein, daß er nicht überrumpelt wird, wenn er seinem Fluchtinstinkt widersteht oder sich infolgedessen unlogisch verhält. In solchen Augenblicken sind Männer normalerweise sehr unsicher, auch dann, wenn sie schon wissen, daß das Hinauszögern der Ejakulation orgasmische Lust erzeugt. Es fällt ihnen immer wieder schwer, es zu glauben oder sich auch nur vorzustellen.

In der Orgasmusschulung des Mannes ist es also zunächst wichtig, zu lernen und zu erfahren, daß Samenerguß und Orgasmus nicht dasselbe sind, daß es möglich ist, sie zu trennen und daß sie getrennt erlebbar sind.

Eine Übung hierzu: Bringe dich ohne genitale Stimulation, aber nackt zum Orgasmus. Wenn du ein großes Bett hast, wälze dich darauf herum oder lasse dich darauf herumwälzen, lasse dich kitzeln oder lache 30 Minuten lang beim Hin- und Herrollen und strample schließlich wild mit den Beinen. Gestatte dir schnarrende, knurrende, hechelnde Geräusche und bleibe dann nach 15 Minuten ekstatischer Ausgelassenheit auf dem Bauch liegen. Hebe jetzt deinen

Arsch um wenige Zentimeter hoch und lasse ihn wieder und wieder aufs Bett fallen. Mache das 15 Minuten lang im Tempo deines Atemrhythmus (immer beim Ausatmen fallen lassen). Wenn sich dein Lingam dabei erigiert, ist das in Ordnung, wenn er es nicht tut, ist das auch in Ordnung.

Danach drehe dich auf den Rücken und warte, ob in deinem Bauch ein Zucken beginnt. Du kannst auch mal absichtlich zucken, um es auszulösen. Überlasse dich den Wellen, Vibrationen oder Zuckungen, wo immer sie in deinem Körper auftreten. Sei auch zufrieden, wenn es nur wie ein Summen oder Brummen in deinem ganzen Körper ist.

Der Mann drängt sich im Orgasmus in die Frau hinein - dieses besonders tiefe Eindringen und Festhalten gehört zum Begattungsverhalten. Oft empfindet sich ein Mann als abgewertet, wenn er nicht in der Frau kommen darf. Das will jedoch nicht heißen, daß ein Mann nicht auch Lust haben kann, sich außerhalb der Frau zu stimulieren oder von ihr stimuliert zu werden und seinen Samen fortzuspritzen.

Zumeist sind Männer ganz leise, wenn sie kommen. Das entspricht aber nicht ihrem Naturell, sondern ist ein Sich-Verstecken. Viele Männer reden auch ordinäre Worte und Sätze, um sich damit zusätzlich anzumachen. Es ist ein Augenblick, in dem sie am liebsten aller Welt zeigen würden: Seht her, was für ein toller, geiler, starker Ficker ich bin - größer als ihr alle! Das gehört zum obengenannten orgasmischen Demonstrationsverhalten, das der Mann fast nie genital zeigen darf, aber genital zeigen will, und das sich nie wirklich durch einen sublimierten Ersatz befriedigen läßt.

Viele Männer verzerren das Gesicht im Orgasmus schmerzvoll, was Frauen mitunter sehr irritieren kann. Auch Frauen gehen im Orgasmus durch verschiedene Phasen und Gefühle, und auch die Gefühle des Mannes sind in ihr vorhanden - der schmerzliche Ausdruck kommt aber eher von dem Versuch, das Gefühl zu unterdrücken. Die meisten Männer kontrollieren ihr Gefühl statt ihren Samenerguß. Zumeist beruht dies auf dem falsch verstandenen Ausspruch: Junge, du mußt lernen, dich zu beherrschen.

Auch ein Mann kann während der Vereinigung oder beim Orgasmus weinen. Sehr oft jedoch ist ihm das Weinen als eine für einen Mann unzulässige Gefühlsregung so gründlich aberzogen worden, daß es ihm nicht gelingt, seinen Gefühlen freien Lauf zu lassen.

Die Erektion

Der Lingam des Mannes versteift sich bei jeder erotischen oder aufregenden Angelegenheit. Für den Mann genügt es, sich an eine aufregende sexuelle Situation zu erinnern, und sein Lingam wird anschwellen. Diese genitale Bereitschaft ist für den Mann sofort spürbar und ersichtlich; sie ist ein nach außen gerichtetes Zeichen (im Gegensatz zu dem der Frau). Dieses Anschwellen läßt sich für einen Mann oft nicht unterdrücken. Doch gesellschaftliche Konventionen verlangen genau dies.

So gibt es auch unterschiedliche Ansichten darüber, ob ein Lingam dauerhaft erigiert sein darf oder ob dies krankhaft ist. Selbst anerkannte Sexualwissenschaftler behaupten noch heute, daß eine Erektion über länger als vier Stunden zu Schädigungen führe und behandelt werden müsse.

In jugendlichem Alter, wenn die gesellschaftliche Kontrolle noch nicht gänzlich greift, haben Jungen oft den ganzen Tag lang einen erigierten Lingam, und auch Männer haben im Schlaf oft lange Phasen einer Erektion, die sie im Wachzustand nicht kennen. In der Regel schwillt der Lingam nach einer Stunde etwas ab und nimmt dann wieder zu. Dieses Auf und Ab geschieht, solange es etwas Erotisches und Stimulierendes zu sehen, zu hören, zu fühlen, zu riechen oder einfach nur zu denken gibt.

Die Erektion ist noch nicht der Orgasmus, obgleich dieser für einen Mann erfüllender ist, wenn er schon stunden- oder tagelang ein volles Gefühl im Lingam hatte.

Hierbei ist zu verstehen, daß schon da der gesellschaftliche Normenzwang einsetzt, der gerade beim Mann das Hinabgleiten oder Hochschwelgen in orgasmische Unkontrolliertheit als eine Sünde, ein Sichgehenlassen oder ein Laster ansieht und die Maxime *wenn überhaupt, dann so kurz wie möglich* vertritt.

Im Orgasmus, mit dem Aufwallen seiner ganzen Körperempfindung, gibt der Mann seine Verteidigung, Wachbereitschaft, sein Kämpfersein auf. Er wird buchstäblich weich, und erst im Weichsein wächst der wahre Held auf, der ewig Standhafte, derjenige, der die Frau befriedigt, der ihr Halt und Unterstützung gibt.

Das bedeutet auch ganz konkret, daß er wiederholt eine Erektion hat, so lange, wie er das eben möchte, wenn auch jetzt in einer weniger drängenden Weise. Er ist nicht mehr der Verführer und Eroberer, sondern der Beherrscher (seiner selbst), an dem die Frau orgasmisch hochbrandet wie eine immer wiederkehrende Welle des Meeres. Er ist wie ein Felsen, an dem sie aufschäumen und sich verströmen darf, an dem sie sich ohne Angst zerfließen lassen kann und der sie im Augenblick ihrer Auflösung nicht verläßt.

Die Unterbrechung des Gefühls

Da bei uns das männliche Sexualverhalten von frühester Kindheit an so überreglementiert ist, kann niemand sagen, wie es ohne diese Reglementierung aussehen würde. Es läßt sich nirgendwo beobachten; was sich beobachten läßt, ist zu degeneriert, um hieraus noch irgendwelche Rückschlüsse zu ziehen.

Dem ganz kleinen Kind wird schon durch Ausrufe und Reaktionen der Umwelt beigebracht, daß Wasserlassen falsch ist. Selbst die gewässerte Windel wird mit Ekelrufen quittiert. Das Kind lernt seine Körperfunktionen in einer bestimmten, nicht von ihm selbst gesetzten Weise zu kontrollieren und installiert so die Akzeptanz der Kontrolle überhaupt. Es gibt hingegen auch Kulturen, wo die Umwelt gleichmütig bleibt, wenn das Kleinkind einpißt. »Das hört von ganz alleine auf«, sagt man dort, und es hört von alleine auf.

Die Unterbrechung einer Körperfunktion und des sie begleitenden Gefühls ist somit Norm. Später hat ein Mann immer eine aggressive Aversion gegen solche Unterbrechungen. Auch wenn er sich Freiraum oder eben Nichtkontrolle verschafft, wird er innerhalb seines Gefühlsablaufes die gewohnte Unterbrechung spüren.

Der Vorgang jeglicher Ausscheidung sollte im Körper ein ungestörtes Wohlbefinden hervorrufen, genauso wie das Vereinnahmen (z.B. das Essen) auf diese Weise geachtet wird. Wer käme auf die Idee, das Ausatmen mit Ächtung zu belegen, obwohl dabei doch verbrauchte Luft ausgeschieden wird? Jeder aber fürchtet die abgehenden Winde (Blähungen). Jeder achtet das Essen, keiner aber die Scheiße. Jeder trinkt gern, aber mit dem Urin weiß keiner wohin, wenn keine Toilette da ist. Und der Samen wird ebenfalls als eklig betrachtet. Diese Wertung zeigt, wie unsere gesellschaftlichen

Normen auf den Kopf gestellt sind und wie verheerend sie auf das Gefühlsleben eines Mannes wirken müssen, wenn er diese Werte erst einmal verinnerlicht hat.

Der Orgasmus als regenerative Kraft

Der ganzkörperliche Orgasmus läßt sich erlernen. Lust kommt von Lust. Die Entwicklung des Orgasmus kann nur durch Einübung erreicht werden. Eine Theorie der Akkumulation ist im Sexuellen hingegen unsinnig. Das erzeugt zunächst einen Stau des vorhandenen Triebes und führt schließlich zu Frustration und Degeneration, einer Rückbildung der Fähigkeit bis hin zur gänzlichen Versagung. Es ist tatsächlich möglich, sich den Sexualtrieb abzugewöhnen. Das aber immer noch vorhanden Bedürfnis bricht sich in völlig veränderter Form an anderer Stelle im Körper Bahn, und dies bestimmt nicht zum Vorteil des Betreffenden.

Der ganzkörperliche Orgasmus ist ein regenerativer Zustand. Hierzu noch einmal zur Unterscheidung: Der Orgasmus vitalisiert - das meint jedoch nicht den Samenerguß ohne Orgasmus. Es bedeutet, daß Orgasmen (so viele wie möglich) mit oder ohne Samenerguß vitalisieren.

Den Orgasmus erlebt jeder in sich. Es ist ein ekstatisches Gefühl, das im eigenen Körper stattfindet und dessen Wahrnehmung verändert. Das ist auch so, wenn er mit einem oder mehreren Partnern einen Orgasmus hat.

Es ist daher unrichtig, dem Mann vorzuwerfen, daß er seine Lust ja nur für sich selber habe. Lust ist eo ipso ein Selbstzweck. Daß sich Sexualleben, Orgasmus, das Gefühl der Liebe oder des Verliebtseins sozialisieren lassen, ist eine andere Sache. Der Mann fühlt soziale Befriedung, wenn die Frau orgasmisch wird, und das gleiche gilt umgekehrt auch für die Frau. Das kann so weit gehen, daß der eine den Orgasmus des anderen als eine Art Echo in sich wahrnimmt.

Ein Mann kann bis hin zu seinem Tod orgasmisch bleiben. Das ist nur eine Frage seiner Gewohnheit und seiner Moral. Wird er älter, kann es vorkommen, daß der Lingam nicht mehr so steif wird und die Erektion schwindet; dennoch ist ein Orgasmus weiterhin möglich. Ein Mann, der seinen Orgasmus aufgibt, gibt sein Leben auf.

Im Alter zeigt sich dies dadurch, daß der Tod der beherrschende Lebensinhalt wird. Ist der Mann jünger, wird er sein Leben fanatisch toten Dingen widmen, dem Lebendigen gegenüber jedoch nur Verachtung aufbringen. Vielleicht wird er auch ein eifriger Bekämpfer der Lust. Man sollte aber nicht glauben, daß die sogenannten Saubermänner der Nation, die so eloquent die sexuelle Abstinenz fordern, selbst sexuell enthaltsam leben. Oft ist gerade das, was diese Leute so lautstark anklagen, das, was sie selber heimlich mit schlechtem Gewissen und zwiespältigen Gefühlen tun und nicht lassen können - eine Art öffentliches Gelübde, das sie dann im privaten Rahmen brechen.

Die Vielseitigkeit männlicher Lust

Der Mann kann mit jedem orgasmisch sein. Die Frau ist dabei nicht das alleinige von der Natur geschaffene Mittel zum Zweck. Die Wahrheit ist, daß Frauen sich selber gern zum unentbehrlichen Mittel männlicher Lust machen, um ihn an sich zu binden und abhängig zu machen.

Männliche Lust wehrt sich instinktiv gegen diese Vermarktung seiner Libido. Dies soll nicht bedeuten, daß ein Mann nicht treu sein kann. Auch Tiermännchen sind treu. Die Treue beruht meist auf einer Art gemeinsamer Komplizenschaft und funktioniert, solange beide dasselbe erreichen wollen; ganz nach dem Motto *Vereint kämpfen und siegen.* Da der männliche Orgasmus sich an vieles binden kann, scheint er polygam. In Wahrheit ist er damit jedoch nur kompatibel.

Ich habe von einem Mann gehört, der seine glücklichsten Orgasmen mit einer Katze auf dem Bauch erlebt hat. Männer können auch gemeinsam orgasmieren, gewissermaßen als eine Art olympischer Disziplin. Männliche Lust ist von Natur aus sehr verspielt, jedoch nur allzu oft wegen den obengenannten Domestizierungen auf das Wesentlichste, nämlich auf sein Genital beschränkt. Männliche Lust ist zweckfrei, aber nicht unmoralisch.

Was dem männlichen Orgasmus schadet und letztlich dazu führt, daß er sich hinter Fassaden verstecken muß, ist auf der anderen Seite der Versuch des Mannes, aus der Tatsache seiner Omnipotenz in Sachen Erregbarkeit eine Art Geschäft zu machen, z.B. nach dem Muster: Ich bin dein Sexpartner, dafür putzt, kochst und machst du, wozu ich keine Lust habe. Es ist der Versuch des Mannes, die Frau zu unterdrücken.

Lust und Orgasmus können sich jedoch nicht in Zwangsjacken von Leistungsverhältnissen entfalten, ohne ihre Würde zu verlieren. Der Sex des Mannes wird auf diese Weise schnell häßlich und brutal, quasi auf Raubrittermanier beschränkt. Er geizt dann mit seinem Gefühl und zeigt es der Frau nicht mehr, weil er befürchtet, wieder einmal in dem oben beschriebenen Gegengeschäft den kürzeren zu ziehen.

Verweigerung und ihre Folgen

Es gibt Männer, die nur zu ihrer Lust kommen können, wenn sie bestraft und gequält werden. Es gibt auch Männer, die nur zu ihrer Lust kommen, wenn sie strafen und quälen. Das ist nicht das originäre männliche Verhalten in Sachen Sex, sondern eine Form der Rache an sich selbst oder an anderen. Rache für Verweigerung ist ein Verhalten, das Männer bestimmt, die ihren Orgasmus nie erreichen durften. Sie empfinden jedes Zögern oder Warten, jede Pause des anderen als Verweigerung und rächen sich sofort.

Es bleibt dahingestellt, inwieweit in solchen Fällen bereits in der Embryonalphase eine fehlende Zustimmung der Eltern zur Schwangerschaft als Verweigerung erfahren wurde. Oder welche Rolle die Verweigerung der Lust oder des Orgasmus eines oder beider Elternteile während dieser Zeit spielt, auch wenn dies angeblich zum Wohle des ungeborenen Kindes geschah.

Nichts erbost einen Mann mehr, nichts fordert sicherer seinen Zorn heraus als die Verweigerung. Hiermit ist nicht Unterwerfung gemeint, sondern die Verweigerung der Lust, d.h., daß sich die Frau ihrer eigenen Lusthaftigkeit verweigert, das Mitspielen verweigert.

Und auch da muß man sich wieder fragen, inwieweit die Verweigerung der Mutter als Mitspielerin der Lust prägend wirkt. Mütter halten ihre Söhne gerne in Abhängigkeit, verweigern sich aber meist selbst der Lust. Männliche Lust ist daher fast immer ein Befreiungsversuch von mütterlicher Verweigerung und gleichzeitig der Versuch, die Mutter doch zu bekommen.

Aufgrund der nicht bewältigten Beziehung zur Mutter sind Männer leicht verleitet, ihre Lustpartner schnell zu wechseln, ja, geradezu im schnellen Wechsel ihre Befriedigung zu suchen. Diese Form der Inflation entläßt sie aus jeder Verpflichtung. Männer erfahren aber ebenso wie Frauen eine Gefühlsverarmung, je stärker sie sich auf dieses Wechselspiel einlassen. Männer brauchen Beziehung ebenso wie Frauen.

Ein Mann fühlt zutiefst, daß er in der Schöpfung eigentlich ein Luxus ist und macht sich deshalb zwanghaft nützlich, wenn er seine Lust nicht entfalten kann und das, wozu er geschaffen ist, nämlich seine ausschweifende Lust, nicht zur Verwirklichung kommt.

Kapitel IV

DER WEIBLICHE ORGASMUS

Der weibliche Orgasmus ist komplex

Die Komplexität und die variable Abfolge all seiner beobachtbaren und erlebbaren Erscheinungsbilder haben dem weiblichen Orgasmus beschert, daß selbst Sexualforscherinnen ihn oft gänzlich in Abrede stellen und behaupten, er sei ein den Männern abgeschautes Mimikryverhalten, um sich deren Wohlverhalten zu sichern.

Vieles am weiblichen Orgasmus ist obendrein gar nicht beobachtbar. Der weibliche Orgasmus ereignet sich in der Regel auch nur dann, wenn die Frau es will. Sie kann ihn fast gänzlich unterdrücken, während der Mann auch unfreiwillig einen Teilorgasmus, eine Ejakulation haben kann, wenn er nur ausreichend stimuliert wird.

Der Orgasmus geschieht nach einer längeren oder kürzeren Stimulationszeit der weiblichen Geschlechtsorgane, der Klitoris, der Yoni (mit dem Gräfenberg-Punkt oder kurz G-Punkt, Muttermund und

Gebärmutterhals), der Haut oder auch allein durch das Streicheln des Körpers, durch Küssen und Körperwiegen oder durch alles zusammen.

Eine Frau kann bis zu vierzig Orgasmen hintereinander haben - oder in der gleichen Zeit nur einen einzigen, aber befriedigenden Orgasmus produzieren. Koitus (Vereinigung) und Orgasmus sind dabei nicht das gleiche und müssen nicht unbedingt zusammen auftreten. Viel wesentlicher ist, daß sich eine Frau ihren Orgasmus erst dann erlaubt, wenn die gesamte psychisch-physische Situation für sie zufriedenstellend ist.

Die genitale Stimulierung durch den eindringenden Lingam wird zunächst weniger wahrgenommen als die Körperzuwendung, die Umarmung oder die Reibung der Klitoris am anderen Körper. Das eigentliche Eindringen des Lingam ist für viele Frauen zudem nicht lustvoll - ganz im Gegensatz zum Mann, der diesen Akt genießt. Der Körper der Frau muß sich erst an das Eindringen gewöhnen. Die Yoni paßt sich der Größe des Lingam an, und erst dann beginnt sie ihn mit Muskelkontraktionen zu umfassen, zu drücken, loszulassen und zu massieren.

Die Yoni produziert Gleitflüssigkeit aus den Bartholinischen Drüsen, und im Verlaufe eines Zeitraumes von bis zu fünfzehn Minuten Stimulation schwellen die Schamlippen durch vermehrte Blutzufuhr an, verfestigt sich das Gewebe am Gräfenberg-Punkt und wird zunehmend sensibler. Die Klitoris richtet sich, ebenso wie die Brustwarzen, durch Anschwellen auf und legt sich aus ihren Hautfalten bloß. Diese Erregung empfindet eine Frau als lustvoll, und sie kann sich auf diesem sogenannten orgasmischen Plateau stundenlang aufhalten. Viele Frauen kennen nur diesen Zustand als Orgasmus.

Erlangt die Frau in dieser Erregungsphase eine kurze Pause oder einen Moment der Stille, kann ihr Orgasmus wie tief von innen aus ihrem Becken kommen, zunächst durch eine plötzliche vermehrte Ausschüttung einer wässrigen Flüssigkeit, die alle ihre Speichel oder Sekret absondernden Drüsen erfaßt und fließen läßt. Ihr Körper zuckt peristaltisch aus dem Becken heraus, was dazu führt, daß manche Frauen ihren Kopf in den Nacken werfen. Die Yonimuskeln schließen sich um den Lingam und halten ihn fest, und jetzt läßt sich eine Frau fallen, was auch körperlichen Ausdruck findet. Eine Frau kann von da an, wie oben schon erwähnt, mehrere Orgasmen hintereinander haben - ein Ende setzt sie lediglich selbst.

Eine Frau empfindet ein Verlustgefühl in ihrer Yoni, wenn ihr der Lingam im Augenblick des Orgasmus entgleitet. Sie hat dann das Gefühl, daß der Mann flieht, obwohl sie sich gerade erst hingibt und bereit ist.

Im Orgasmus ändern sich Geschmacks- und Geruchssinn der Frau. Sie möchte dann den Mann trinken und aufessen und vollkommen vereinnahmen. In diesem Augenblick öffnet sie sich und ihren Körper immer mehr.

Auf dem Rücken liegend ist es für eine Frau schwer, zu ausreichender Stimulation zu kommen, auch ist ihre Atmung dadurch eingeschränkt, ebenso wie ihre Bewegungsfreiheit. Deshalb muß eine Frau die für sie am besten geeignete Vereinigungshaltung finden, damit genügend Klitorisreizung bei der Vereinigung gewährleistet ist und auch ein tiefer Kontakt zu ihrem Muttermund möglich wird.

Die Muskulatur des Beckenbodens beginnt zu vibrieren, vor allem, wenn die Frau gelernt hat, sie willentlich zu gebrauchen, um ihre

Yoni zu verengen und zu erweitern. Die Gebärmutter richtet sich samt Gebärmutterhals etwas auf und die Berührungen am Muttermund versetzen die gesamte Gebärmutter in Kontraktionen, ähnlich denen von Wehen, jedoch von einer weitaus schwächeren Art. Die Stimulierung der Brustwarzen bewirkt den gleichen Vorgang in der Gebärmutter.

Gibt es einen Unterschied zwischen klitoralem und vaginalem Orgasmus?

Es gibt einen Wissenschaftlerstreit darüber, ob sich ein klitoraler Orgasmus von einem vaginalen Orgasmus trennen läßt.

Unseren Beobachtungen nach gibt es keinen von sich aus getrennten Orgasmus in nur einem Organ. Er läßt sich aber erreichen, d.h., Umstände und Verhinderungen führen dazu, daß eine Frau durch die Stimulierung eines oder weniger Organe zu ihrem Orgasmus kommen kann. So wird z.B. eine Frau mit einer Uterus-Resektomie die Konzentration ihrer Lusterfahrung auf die Klitoris richten. Ebenso hat sich gezeigt, daß Frauen mit einer Klitoris-Resektomie, wie sie heute noch in Afrika vorkommt, dennoch einen Orgasmus durch die Stimulierung anderer Organe erreichen.

Hierzu sei noch einmal bemerkt, daß auch der Anus der Frau (und des Mannes) ein primäres Sexualorgan ist, genauso wie die Yoni oder der Lingam. Daher kann auch eine Stimulierung im Anus bei beiden Geschlechtern erregend wirken.

Der Orgasmus der Frau löst in ihrem Organismus eine veränderte Hormonausschüttung aus. Diese bewirkt, daß die Frau weiterhin sexuell interessiert bleibt und ihre Organe auch in der Lage sind, sich zur Stimulierung zu vereinigen. Das sogenannte Klimakterium der Frau, nach der ihre Fruchtbarkeit endet, also keine Eier mehr in ihren Eierstöcken heranreifen, mindert ihre Orgasmusfähigkeit nicht zwangsläufig. Gerade in dieser Zeit sollte sie regelmäßigen Geschlechtsverkehr mit Orgasmen haben, damit ihre Hormonproduktion sich nicht aufgrund der fehlenden Ovulation verringert. So kann ihr ein frühzeitiges Altern ihres Körpers erspart bleiben.

Die Frau setzt nicht ihren Orgasmus für die Beziehung ein, sondern ihre sexuelle Bereitschaft. Ihr Orgasmus ist etwas, womit sie sich selbst, und nicht etwa den Mann, belohnt.

Eine Frau kann sich mit mehr als nur einem Mann vereinigen. Ihre Vagina ist dehnungsfähig genug, auch zwei Lingame auf einmal aufzunehmen. Das ist keine Frage der Fähigkeit, sondern eher eine Frage der Koordination, vor allem der Koordination der Männer und des Gefühls. Auf den Orgasmus hat diese größere Dehnung kaum einen Einfluß, nur auf psychische Weise, indem die Frau sich z.B. als Vereinigerin der beiden Männer empfindet oder als so umfassend, daß sie auch zwei auf ganz verschiedene Weise aufnehmen kann (z.B. vaginal und anal).

Voraussetzungen für weibliche Lust und Orgasmus

Der visuelle Reiz ist für eine Frau im Gegensatz zum Mann ganz sekundär. Ein Mann spürt die Bereitschaft einer Frau nicht, er sieht sie. Genauso neigt er auch dazu, den Gefühskontakt zu sich selber zu verlieren, wenn er seine Erektion nicht mehr sieht.

Eine Frau traut den Reden eines Mannes so wenig wie dem Sehen. Gerade wenn der Mann sagt: »Ich muß jetzt fort« und dabei weiterhin in ihren Armen liegt, fühlt sie seine Bereitschaft am deutlichsten. Und wenn ein Mann sagt: »Aber ja doch, ich liebe dich, siehst du das denn nicht?«, sind ihre Wahrnehmungen vielleicht ganz anders; sie spürt, daß er lügt - ganz gleich aus welchem Grund.

Da eine Frau ihren Orgasmus auf so unterschiedlichen Wegen erreicht, mit mehreren Sinnen, nimmt sie auch die Wirklichkeit des Mannes mit mehreren Sinnen wahr.

Eine Frau kann einen Mann nur ganz oder gar nicht annehmen. Auch dies im Gegensatz zum Mann, der Frauen um einer einzigen Sache willen lieben kann. Immer wieder verfällt er ihr und erobert sie, verführt sie, verehrt sie, ist stolz auf sie usw. Er kann ganze Bereiche einer Frau völlig übersehen, und wenn er immer mal wieder darüber stolpert, ist er jedesmal aufs neue konsterniert, daß dies Teil seiner Frau ist und er es schon wieder vergessen hatte.

Anders eine Frau. Sie übersieht die Unzulänglichkeiten oder Macken des Mannes nicht, sie transzendiert oder überhöht sie, macht sie zu den eigenen oder verändert sie aufs Gründlichste. Niemals würde eine Frau es übersehen, wenn ihr Mann einen Glatzkopf hat oder ein Trottel ist; sie liebt den Glatzkopf oder den Trottel nicht. Der Orgasmus ist einer Frau viel wichtiger als der Erfolg, nicht aber wichtiger als der Besitz.

Besitz ist für die Frau eine Voraussetzung für den Orgasmus, weil der Orgasmus eine Art Selbstbelohnung darstellt, die sich die Frau nur geben kann, wenn sie genügend Grundlage und Sicherheit hat. Menge oder Größe des Besitzes sind dabei relativ. Eine verunsicherte Frau auf der Flucht hingegen kann kaum einen Orgasmus entwickeln. Wohl kann eine Frau die Begleitumstände für den Orgasmus auch an bizarre Elemente koppeln. So kann manche Frau ihren Orgasmus bekommen, obwohl oder gerade weil sie zum Beispiel Angst hat, entdeckt zu werden. So eine Frau kann ihren Orgasmus aber nicht im Augenblick von Existenz- oder Besitzangst haben.

Auch kann eine Frau dahin kommen, sich nur dann einen Orgasmus zu erlauben, wenn sie geschlagen und ihres Willens beraubt wird. Solche Verzerrungen des Verhaltens entstehen, wenn die direkten Wege verboten waren und diese Verzerrungen als »Wege zum Erfolg« erlernt wurden.

Eine Frau kann durchaus von einem Mann mißbraucht werden und etwas dabei fühlen; wenn dies wie oft in der Kindheit der einzige Weg für Zuwendung war, wird sie ihn nehmen, aber dafür den Mann und vor allem sich selber hassen.

Junge Mädchen kennen häufig ihren Orgasmus noch nicht. Orgasmus kommt von Orgasmus, wie Lust immer um ihrer selber willen entsteht. Orgasmus ist ein Lernverhalten, nur ist es die Regel, daß Mädchen viel weniger Erfahrung in Sachen Orgasmus sammeln dürfen als Jungen und in ihren Müttern kaum jemals eine Lehrmeisterin für Lust und Orgasmus finden. So sind sie häufig auf die dürftigen Kenntnisse ihrer ersten Sexualpartner angewiesen. Eine Aufklärung in Sachen Orgasmus und Lust erfährt ein Mädchen oft nie.

Früher galt die Devise: Hauptsache, der Mann ist zufrieden. Es gibt Frauen, die Zeit ihres Lebens nicht erfahren, was ein Orgasmus ist. Die Tatsache, daß sie Kinder bekommen oder Berufserfolg haben oder ihnen die Männer scharenweise nachlaufen, beschert ihnen kaum je einen Orgasmus.

Verhaltensunterschiede zwischen Mann und Frau

Der Ganzkörperorgasmus der Frau unterscheidet sich nicht von dem des Mannes. Was sich unterscheidet, ist der geschlechtsspezifische Umgang mit dem Orgasmus. Ein ganz deutlicher Unterschied ist hierbei das andere Verhältnis zur Zeit.

Die Frau strebt Kontinuität an. Sie wünscht Fortsetzungen und braucht Sicherheit. Männer dagegen scheuen Kontinuität, sie sind sprunghaft und bleiben nicht gerne an einem Platz. Vielleicht steckt in jedem Mann noch viel von dem unsteten Jäger der Vorzeit und in jeder Frau die eher seßhafte Sammlerin.

Eine Frau braucht das Umworbenwerden, aber sie kann es nur dann erotisch finden, wenn sie selbst Person, Raum und auch den Zeitpunkt bestimmt hat, in dem um sie geworben wird. Sie ist nur bereit, wenn sie die Umstände für Kontinuität bestimmen kann. Und erweckt das ungebetene Balzverhalten eines Mannes dennoch ihr Interesse, ist es letztlich nicht er, der sie erobert, sondern die fixe Idee der Frau von Kontinuität mit eben diesem Mann.

Wenn eine Frau sich keine Illusionen mehr macht und ihr deutlich wird, daß es keine Fortsetzung gibt, verjagt sie den Mann trotz aller Qualitäten, die er vielleicht zu bieten hat. Sie kann ab diesem Zeitpunkt mit diesem Mann keinen Orgasmus mehr haben. Umgekehrt kann sie auch in hoffnungsloser Lage noch zum Orgasmus kommen, falls sie sich - entgegen der Realität - weiter Hoffnung macht. Daher drängen Frauen immer wieder auf Versprechen der Männer. Und aus demselben Grund geben Männer so ungern Versprechen. Wegen diesem geschlechtsspezifischen Unterschied können Mann und Frau zu unversöhnlichen Feinden werden, vor allem dann, wenn beide dies gegeneinander ausspielen.

Daher auch das tiefe Getroffensein einer Frau, wenn ein Mann ein leeres Versprechen gibt, selbst wenn es völlig unbedeutend ist. Sie versteht da gar keinen Spaß. Ein Mann, der damit Witze macht, hat zumeist bei ihr ausgespielt, ganz besonders dann, wenn sie sich aufgrund eben dieses Versprechens überhaupt erst auf ihn eingelassen hat. Auch wenn ihr der gemeinsame Sex gefällt, die Aussicht auf Diskontinuität vergällt ihr alles.

Eine Frau kann auf ihre *conditio sine qua non* verzichten, wenn beide nicht aussprechen, worauf es ankommt. Solange der Mann ihre Illusionen, die sie an ihn heftet, nicht vorsätzlich zerstört und sie ihre Illusionen nicht von ihm bestätigt haben will, kann auch die Frau einen längeren Dauerzustand von Ungebundenheit ertragen, sogar wenn er noch andere Frauen neben ihr hat. Dies geht jedoch nur, solange der Mann keine Frau bevorzugt. Alle wiegen sich demnach im Traum von der Kontinuität mit diesem einen Mann in Sicherheit und sind bereit zu Vereinigung und Orgasmus.

Gelingt es einer Frau über längere Zeit hinweg, sich fortgesetzten Orgasmen und ungestörten Vorstellungen hinzugeben, bindet sie damit den Mann mehr, als dieser sich eingestehen will. Die Frau entwickelt erst im status continua ihre volle orgasmische Fähigkeit und wirkliche Befriedigung. Viele Männer fürchten instinktiv, daß sie eine Frau nicht wirklich befriedigen können. Zumeist weil sie spüren, daß sie sich dann mit dieser Frau auf eine kontinuierliche Beziehung einlassen müssen. Und das würde sie seßhaft machen, berechenbar und unfrei.

Die großen Liebhaber der Geschichte waren alle freie Männer. Aber auch die großen Liebhaberinnen waren ungebunden. Wenn man allerdings genauer hinschaut, besaßen sie ein sicheres Netz sozialer Eingebundenheit - entweder durch eine angesehene Ehe mit einem Mann oder die Sicherheit eigener Regentschaft.

Die moderne Geschäftsfrau oder Managerin ist jedoch keine Regentin. Sie zeigt alle Anzeichen männlicher Diskontinuität - Erfolg ist ihr vordringlichstes Anliegen. Sie steht daher auch jederzeit auf Abruf bereit und kann so auch von ihrem eigenen Orgasmus abberufen werden.

Vorspiel, Hauptsache, Nachspiel?

Die weitverbreiteten Ansichten über ein von Frauen bevorzugtes Sexualverhalten mit Vorspiel, Hauptsache und Nachspiel sind theoretische Spielereien. Frauen lieben keinerlei vorgefertigte Schablonen. Was eine Frau sucht und braucht, ist Zuwendung, in der sie Kontinuität entdecken kann. Anders gesagt: Das Vorspiel muß so ausreichend lange sein, daß die Frau darin Kontinuität für das weitere erkennen kann. Nichts verletzt eine Frau mehr als ein Mann, der schon beim Vorspiel fertig ist und dann geht, der sich genommen hat, was er braucht und nun desinteressiert einschläft oder andere Dinge tut.

Eine Frau kann auch schnell zur Sache kommen, wenn sie es will und es sich mit ihren Interessen deckt. Für einen Mann in Eile wird sich allerdings keine Frau beeilen. In der »Hauptsache« will die Frau zu Höchstleistungen gefordert werden, auch mit ungewöhnlichen Dingen. Eine Frau würde einem Mann sogar bis an den Nordpol folgen und Pelze züchten, wenn sie eine von ihm ausgehende dauerhafte Herausforderung spürt.

Das Nachspiel ist eine heikle Sache. Wenn eine Frau befriedigt ist, gibt es gewöhnlich kein Nachspiel. Wenn sie ihrer Lust zustimmen kann, braucht sie kein Nachspiel, sie ist dann wie der Mann fit und energetisch aufgeladen für weiteren Sex oder andere Dinge. Selbst körperliche Höchstleistungen sind ihr jetzt möglich. Niemals aber ersetzt ein Nachspiel den fehlenden Orgasmus. Die Frau, die der Mann noch ein bißchen betätschelt, nachdem er das Sexspiel beendet hat, wird allenfalls aggressiv.

Das Nachspiel ist eine Phase der herumschweifenden und weiterspinnenden Phantasien der Frau. Ein Mann, der diese Phase so treffend wie möglich zu gestalten weiß, wird in der Frau eine stille Dankbarkeit entfachen, weil sie fühlt, daß er versteht, daß sie jetzt, gerade jetzt eine Tasse Tee oder eine heiße Schokolade braucht, daß sie es gerne hat, wenn die rosafarbenen Vorhänge vor die Fenster gezogen werden, auch wenn die Nachbarn zuvor hätten zusehen können, oder auch nur ein Fenster geöffnet wird, um die Grillengeräusche hereinzulassen. Vielleicht genießt sie auch das sichere Schweigen des Mannes. Ein Mann, der in diesem Augenblick sagt »Ich muß jetzt gehen, das weißt du doch, es ist schon spät«, zerbricht in der Frau ihre Ganzheit. Sie wird nun fragen »Wann kommst du wieder?«, und der Mann wird antworten »Weiß ich nicht genau.« Die Frau fühlt sich betrogen.

Manche Frau liebt wie ein Mann die Zigarette danach, aber manche Frau möchte den Mann sofort nicht mehr sehen, alle Spuren tilgen, sich waschen und beichten. Letztere Frauen sind mit ihrem Sex nicht in Übereinstimmung.

Orgasmusschulung für Frauen

Eine orgasmische Frau ist schöpferisch. Eine erfolgreiche Frau ist perfektionistisch. Frigidität ist keine Krankheit, sondern eine Antwort auf Enttäuschungen.

In der Orgasmusschulung müssen Frauen zumeist lernen, Bewußtheit für ihr Geschlecht, für ihre Geschlechtsorgane, ihre Lust und ihren Orgasmus zu entwickeln. Die meisten Frauen kennen sich »untenherum« gar nicht. Der Mann sieht die Lust der Frau, aber die Frau scheut den Blick in den Spiegel.

Eine Frau, die nicht von sich selber überzeugt und sich ihrer selbst nicht bewußt ist, hat Schwierigkeiten, ihren Orgasmus bewußt als ihren eigenen zu erleben. Sie wird sich leicht als Opfer des Mannes fühlen, wenn auch dankbar für die Erlösung, dennoch gleichsam beschnitten um die Erkenntnis ihrer eigenen Schönheit.

Ein Mann kann sich selbst geschlechtlich immer wahrnehmen. Solange sein Bauch nicht zu dick ist, sieht er seine Erregung. Eine Frau nimmt ihre Lust nicht visuell war. Bewußtheit aber entsteht durch Sehen. Erst die Frau, die über ihren Schatten springt und sich nackt in ihrer eigenen Lust begegnet, ist sich ihrer selbst sicher und braucht nicht mehr die halbherzigen Versprechungen und Bestätigungen eines Mannes, um sich hinzugeben. Sie gibt sich sich selbst hin, der großen Göttin, der Urmutter Aururu, der Schöpferin aller Dinge, die auch den Mann geschaffen hat, mitsamt seinem Lustwerkzeug und seinen flatterhaften Launen.

Eine Frau muß ihre Lust mit der gleichen Akribie pflegen, wie sie ihr Gesicht pflegt. Das Pflegen selbst ist für eine Frau schon eine erotische Angelegenheit. Drückt sie allerdings nur ihre Pickel aus, ist das wenig erotisch und wohl kaum förderlich für ihre Lust. Und eine Frau, die mit Lockenwicklern ins Bett geht, behält den Helm und Harnisch ihrer Verweigerung an.

Viele Frauen verkleiden sich geschickt, um die Aufmerksamkeit der Männer zu erregen, jedoch ist alle Verkleidung im Augenblick der Lust hinderlich und muß fallen. Und sind die Verkleidungen allzu betrügerisch, kann die Frau sie nicht ohne Scham fallen lassen.

Der gesamte Körper der Frau ist an ihrem Orgasmus beteiligt. So steigen Atemfrequenz und -volumen an. Weigert sich eine Frau jedoch zu atmen, ihren Atemrhythmus anzupassen, wird sie nicht zu ihrer Lust kommen.

Der Orgasmus regelt darüber hinaus das Gewicht der Frau. Eine orgasmische Frau braucht sich um ihre Verdauung und ihr Gewicht meist keine Sorgen zu machen. Übergewichtige oder magersüchtige Frauen haben in der Regel keinen Orgasmus. Meist können sie die Spannung bis zur Ekstase nicht aushalten und brechen ab, ohne zu einem befriedigenden Vereinigungsgefühl gekommen zu sein.

Eine Frau kann den Orgasmus nur von einer Frau lernen. Das bedeutet auch, daß sie sich mit ihrer Mutter versöhnen muß und eine Schwester findet, mit der sie die mit Männern gemachten Erfahrungen erweitert, vertieft, verbessert, um letztlich von ihren Abhängigkeiten frei zu werden.

Es gibt keine Frauen, die zu sehr lieben oder zu viel Lust erleben. Es gibt aber Frauen, die zu wenig Lust haben, denn sonst wären sie Göttinnen. Eine Göttin kann sich mit jedem und allem vereinigen, da ihr Orgasmus alles transzendiert.

Am Anfang ist die Frau. Der Mann ist eine spielerische Variante ihrer selbst, geschaffen zur Vermehrung ihrer Lust. Wenn sich die Frau orgasmisch mit dem Mann vereinigt, nimmt sie den aus ihr geschaffenen Teil wieder in sich auf. Sie ist alles. Alles ist eins, aus einem einzigen Gefühl entstanden, der Zusammenziehung und Ausdehnung der Zelle, dem einzigen Kern des Lebens.

Kapitel V

MÄNNERLUST

Männliche Lust und Orgasmusfähigkeit sind von Kindheit an gegeben. Wenn wir im folgenden von einer Schulung der Lust sprechen, setzt dies einerseits voraus, daß jeder Mann Lust hat, es muß aber andererseits erkannt werden, daß nicht jeder Mann sich seiner Lust von Kindheit an bewußt ist. Anders gesagt, viele Männer haben keinen Zugang zu ihrer Lust, auch wenn sie sich sexuell verhalten. Genauso viele Männer kommen zu ihrem Orgasmus oder zu ihrer Befriedigung erst durch die Lösung ihrer blockierten Lust, also indem sie an ihre Unlust gehen und diese brechen. Viele Männer haben auch durch ihr Verhalten gegenüber der Lust und den Frauen schlechte Erfahrungen gemacht, die sie nun zwanghaft immer wieder erleben oder vergeblich versuchen zu überwinden.

Ein Großteil der hier beschriebenen Übungen wird sich demnach erst einmal mit dem Zugang zur Lust befassen müssen, ehe die Lustfähigkeit an sich geschult werden kann. Und auch wenn die Lustempfindung des Mannes sich nicht auf die Genitalien beschränkt, beginnen wir mit der Schulung dennoch auf genitaler Ebene. Zunächst aber eine Liste der hier verwendeten Begriffe:

Begriffsbestimmungen

Für	verwende ich	folgendes Wort
Penis, Glied, Schwanz		Lingam
Praeputium, Mütze		Vorhaut
Glans, Spitze		Eichel
Hodensack		Hoden
Hoden, Testis		Eier
Harnleiter		Harnröhre
Rutenschwellkörper		Schwellkörper
Vorsteherdrüse		Prostata
Samenleiter		Samenstränge
Epididymis		Nebenhoden
Cowper-Drüse		Cowpersche Drüse
Lusttropfen		Prostatasaft
Harnblase		Blase
Urin, Pisse		Wasser
Kot		Scheiße
Ejakulat		Samen
Versteifung, steif		Erektion, erigiert
Masturbieren, wichsen, onanieren		Stimulieren
After, Arschloch		Anus

Begriffsbestimmungen

Für	verwende ich	folgendes Wort
Kohabitieren, vögeln, bumsen, ficken		Vereinigung
Abspritzen, ergießen		Ejakulieren
Fellatio, Cunnilingus, blasen, lecken		Küssen
Abschlaffen, schlapp werden		Weich werden
Befriedigung		Orgasmus
Frenulum		Vorhautbändchen
Fimose		Vorhautverengung

Die gewählten Begriffe sind sprachlich nicht einheitlich zusammengestellt. Sie wurden nach dem Sprachgebrauch, der Verständlichkeit sowie einer sprachlichen Ästhetik ausgewählt.

Wenn wir von einem Training, einer Schulung oder auch ganz allgemein von Übungen sprechen, so ist zuerst klarzustellen, was geschult oder geübt werden soll. Die meisten Menschen sind der Annahme, daß Sensibilität, also Gefühlsempfindlichkeit, a priori bei jedem vorhanden sei, und das auch in gleichem Maße. Das ist ein Irrtum.

Sensibilität wird eingeübt und unterliegt einer sehr starken Prägung. Die ersten prägenden Erfahrungen in bezug auf die Körperempfindung werden als Embryo und später als Kleinkind gemacht. Neben einer genetischen Bedingtheit, also einem Erbe, bringt das Neugeborene die Fähigkeit zum Lernen mit. Das Hautgefühl (Haptik) ist die allererste und wichtigste Erfahrung und Gefühlswahrnehmung, die vom sich entwickelnden Menschen gemacht wird.

Man muß davon ausgehen, daß die Haptik der meisten Menschen überhaupt nicht oder nur unvollkommen ausgebildet ist. Und ein Grund, weshalb Männer überwiegend genital fixiert sind, liegt darin, daß ihnen die Hautempfindlichkeit abtrainiert wird. Jungen lernen ganz allgemein, hart und unempfindlich zu werden. Entwicklungsgeschichtlich übt sich der Mann in Desensibilisierung. Jede Desensibilisierung mindert aber auch die Wahrnehmung. Eine erworbene Desensibilisierung kann überdies nicht willentlich wieder aufgegeben werden - das bedarf einer neuerlichen Einübung der Sensibilität.

Ebenso verhält es sich mit den psychisch bedingten Verhaltensweisen, denen in den Bereichen der Lust eine viel stärkere Bedeutung zukommt als im sonstigen Alltag. So hat der Mann oft gerade wegen einer psychischen Erregung eine Erektion; und genauso kann diese auch wegen einer psychischen Störung ausbleiben oder gar unmöglich werden. Die psychischen und physischen Abläufe sind offenbar nicht voneinander zu trennen. Und auch wenn wir sie voneinander getrennt beobachten oder einüben können, wirken sie immer zusammen.

Da jede Bekleidung neben dem Schutz vor der Witterung auch unsere Hautwahrnehmung beeinträchtigt, bedarf sie einer besonderen Beachtung. Sie ist für die Entwicklung der Haptik entscheidend, da letztlich nur die nackte Haut eine volle Wahrnehmungsfähigkeit gewährleistet. Darum beginnen wir hier mit einer Checkliste zur Überprüfung der Kapazität der Hautwahrnehmung und fragen, in welchen Situationen und wie oft du eigentlich nackt bist.

In welchen Situationen und wie oft bist du eigentlich nackt?

(Benutze für die Quantifizierung häufig, selten oder nie.)

- Morgens beim Aufstehen
- Unter der Dusche, in der Badewanne, beim Waschen
- Auf der Toilette
- Beim Zubereiten des Frühstücks
- Beim Frühstück
- Unterwegs zur Arbeit oder zu einer Besorgung
- Beim Masseur
- Beim Arzt
- Bei der Arbeit
- Beim Sport
- In der Ruhepause
- Beim Mittagessen
- Bei einer kleinen Liebesstunde
- Im Kaufhaus
- Bei einem Vortrag
- Im Kino oder Theater
- Im Schwimmbad
- In der Sauna
- Mit meinen Kindern zusammen
- Mit fremden Leuten zusammen am See oder im Wald
- Beim Autofahren
- Beim privaten Abendessen zu Hause
- Beim Sex
- Beim Schlafen
- Wenn es klingelt und ich an die Tür gehe, um nachzuschauen
- Im Urlaub

Nun schätze die Stunden, die du pro Tag wirklich nackt verbringst, und die Stunden, in denen du irgendwie bekleidet bist. Rechne auch die Nacht hinzu und addiere, wieviele Stunden du tatsächlich nackt bist.

Und nun kontrolliere noch einmal die 26 Positionen der Liste und schaue nach, welche du mit einem nie gekennzeichnet hast. Beantworte jetzt schriftlich, weshalb du in dieser Situation noch niemals nackt warst und ob du nicht auch hättest nackt sein können. Beantworte auch die Frage, ob du andere Menschen kennst, die in der gleichen Situation nackt waren.

Anschließend mache dir einen Plan, wie du den Anteil der nackt verbrachten Zeit auf zunächst 50% bringst, so daß du nun 12 Stunden am Tag die Umwelt direkt über deine Haut wahrnehmen kannst.

Sei so viel nackt wie nur möglich! Vernachlässige aber nicht den Schutz deines Körpers. Es geht nicht um ein Abhärtungstraining, sondern um ein Sensibilisierungsprogramm.

Wenn du immer Schuhe und Strümpfe trägst, werden deine Füße unfähig zur Wahrnehmung der Welt. Du stehst buchstäblich nicht mehr auf dem Boden der Tatsachen, sondern auf einem Industrieerzeugnis, das zudem meist aus künstlichem Material besteht.

Mache dir täglich Gedanken, wie du dein Verhalten ändern kannst. Benutze Fußbäder, Luftbäder, Duschen, lege deine Wohnung mit Teppichen aus. Gehe auch barfuß auf die Straße oder in den Garten, laufe ohne Schuhe über den Rasen einer Grünanlage. Habe keine Angst vor kalten Füßen. Solange du in Bewegung bleibst, werden sie schon nicht erfrieren.

EINZELÜBUNGEN FÜR MÄNNER

Wahrnehmung deines Körpers

Wie oft schaust du in den Spiegel, wenn du nackt bist? Hast du überhaupt einen Spiegel in deiner Wohnung, in dem du dich ganz sehen kannst? Oder hast du alle Spiegel verbannt, weil der Anblick deinen Ansprüchen ohnehin nicht gerecht würde?

Wenn du also einen Garderobenspiegel hast, dann schaue darin nicht nur deine Garderobe, deine Kleidung an, sondern dich, deinen Körper. Sorge zunächst für ausreichend gutes Licht, so daß du dich gut siehst. Nimm dir 20 Minuten Zeit und halte das Ereignis mit einer Sofortbildkamera fest, sofern du eine hast.

Stell dich vor den Spiegel und betrachte alles an dir. Wenn du willst, laß in dem Raum Musik laufen. Deute mit der Hand auf verschiedene Körperteile und schaue im Spiegel zu, wie du dich berührst. Sprich jetzt laut, und deutlich:

»Das ist mein Kopf, das bin ich.
Das sind meine Haare, das bin ich.«
Usw.

Berühre dich von Kopf bis Fuß, benenne alle deine Körperteile, auch die inneren wie Mundhöhle, Anus oder Eichel (mit zurückgezogener Vorhaut). Bei all deinen Berührungen schaue dir genau im Spiegel zu.

Wenn in dir Bewertungen aufkommen, wie z.B. *Das oder jenes gefällt mir nicht,* denke *Ich bin der ich bin* und fühle dabei deutlich, was du an der entsprechenden Berührungsstelle empfindest.

Nachdem du deinen ganzen Körper von Kopf bis Fuß berührt und benannt hast, tritt einen halben Schritt zurück und schaue dich noch einmal ganz an. Schau dir dann genau in die Augen (wenn du kurzsichtig bist, setze deine Brille auf) und sprich laut und deutlich zu deinem Spiegelbild:

»Ich bin mein Körper.
Du bist ich.
Ich danke dir, daß du da bist.
Ich achte und verehre dich,
denn du bist mein Tempel
und Fahrzeug in dieser Welt.
OM.«

Du solltest dir dabei nicht lächerlich vorkommen. Nimm dir vor, die Verantwortung für deinen Körper zu übernehmen und auch für die Lust und Lebenslust, die er dir vermitteln kann. Sie ist Nahrung für deine Seele. Nur wenn du deinem Körper gerecht wirst, kann er in Einheit mit dir eine unerschöpfliche Quelle der Lust und der Lebensenergie sein.

Eine der schlimmsten »Sünden« gegenüber dem Körper ist dessen Verleugnung. Und auch wenn es andere, schönere Körper gibt, behandle den deinen nie wie ein ungeliebtes Kind, das du verstecken und verleugnen möchtest oder für das du dich schämst. Die Tatsache, daß du dein Körper bist, ist kein Grund zur Scham. Ohne Körper wärst du gar nicht auf dieser Welt.

Dein Lingam

Der Mann ist sein Geschlechtsteil. Dies ist jedoch nicht zu verwechseln mit dem bekannten Spruch: »Männer definieren sich durch ihren Sex.« Diese Aussage ist mit Vorsicht zu genießen, weil damit gar nicht das Geschlechtsteil gemeint ist, sondern mehr das Rollenverhalten des Mannes.

Wahr ist aber, daß ein Mann sich seiner Sexualität bewußter ist als eine Frau, da er sein Geschlechtsteil auch äußerlich jederzeit wahrnimmt. Wenn es sich erigiert, erzeugt das in ihm ein Gefühl der Lust. Daß sich der Lingam erigiert, hat viele Gründe, bewußte und unbewußte, psychologische und physiologische, sexuelle oder erotische.

Sehr viele Männer erleben aufgrund und durch ihre sexuelle Potenz, also ihre Erektion, ganz zwiespältige Reaktionen der Umwelt. Die Erektion ist einerseits erwünscht und dennoch zugleich verboten. Mit diesem Widerspruch muß ein Mann ständig leben. Seine Potenz ist einerseits gefordert, aber dennoch nicht willkommen oder nur im Geheimen akzeptabel. Sein Lingam soll möglichst groß und stark sein, er darf es aber nicht zeigen. Der Mann soll penetrieren, wird aber dafür bestraft. Dieses Dilemma führt dazu, daß nahezu alle Männer außerhalb der sexuellen Vereinigung Probleme mit ihrer Erektion haben.

Es ist zu bedenken, daß noch heute Mütter ihren Söhnen kaltes Wasser ins Bett schütten, weil diese einen erigierten Lingam haben und das nun eben einmal nicht sein darf - ähnlich wie kopulierende Hunde mit Wasser begossen werden, um sie zu trennen. Und Jungen lernen so auf die eine oder andere Weise schnell, daß eine Erektion peinlich ist, und versuchen, sie zu verstecken oder zu unterdrücken.

Die Unterdrückung von Körperfunltionen haben wir in der Regel bereits in der Reinlichkeiterziehung gelernt. Das Anhalten des Scheißens und Wasserlassens wurde durch willentliches Kontrahieren der Muskulatur am Beckenboden antrainiert. Tatsache ist aber, daß Kinder ohne Reinlichkeitdrill genausogut sauber werden und mit ihren Körperfunktionen umgehen lernen.

Übung zur Erektion:

Für diese Übung brauchst du eine Stoppuhr oder eine Uhr, die du beliebig anhalten bzw. weiterlaufen lassen kannst (z.B. eine Sportuhr, die du auch umhängen kannst), oder du mußt dir die Zeiten merken und aufschreiben. Ebenso brauchst du einen Tag und eine Nacht Zeit sowie diverse Erotika oder Videofilme und eine lockere Bekleidung, die dem erigierten Lingam genügend Platz zur Entfaltung läßt. Bei dieser Übung solltest du mit dir allein sein, auch wenn dich die Gegenwart einer anderen Person vielleicht geiler oder lustvoller machen würde. Schaue z.B. lieber einen Videoporno an.

Beginne die Übung möglichst gleich am Morgen im Bett. Stimuliere dich bis zur Erektion und versuche, diese so lange wie möglich ohne weitere Stimulation zu behalten. Erst wenn die Erektion nachläßt, erneuere die Erregung durch Stimulation oder andere Methoden. Versuche auch im Alltag oder draußen (jedoch ohne Erregung eines öffentlichen Ärgernisses) bei möglichst vielen Gelegenheiten eine Erektion zu bekommen und zu behalten. Vermeide dabei aber jeden Samenerguß. Addiere schließlich die Zeit bis zum nächsten Morgen, in der du eine Erektion hattest.

Versuche ehrlich zu dir selber zu sein. Sei dir bewußt, daß jeder Mann gerade in diesen Dingen ein notorischer Aufschneider ist, weil jeder Junge diese Lektionen gründlich gelernt hat.

Es ist letztlich gleichgültig, wie lange du eine Errektion hattest. Der wichtigere Teil der Übung liegt in deiner eigenen Beobachtung. Schau aus dem Fenster und beobachte, welche Gefühle du hast, wenn du die Leute mit bzw. ohne Erektion beobachtest. Achte genau auf die Übergänge. Du wirst bemerken, daß sich dein Blick mit zunehmender Erektion ändert und damit auch deine Einschätzung der Personen. Ebenso wirst du bemerken, daß sich mit dem Schwinden der Erektion deine Bewertung des Beobachteten erneut verändert.

Die Lektion, die du zu lernen hast, lautet: Schäme dich nicht für deine Erektion!

Hier noch einige Hintergründe für die Übung, die du so lange fortsetzen solltest, bis du auf täglich 6 Stunden Erektionszeit kommst bzw. zusammenhängende Erektionszeiten von ca. 4 Stunden erreichst.

1.) Die Erektion schadet dir nicht, solange sie nicht durch künstliches Strangulieren bewirkt wurde.

2.) Männer denken nicht nur »an das eine«. Es fällt schwer, sich auf eine stundenlange Erektion zu konzentrieren.

3.) Das Gefühl der Erektion gibt dir Selbstvertrauen und ein Gefühl der Sicherheit.

4.) Trage keine zu enge Kleidung und sei unverfroren stolz auf deine Männlichkeit.

5.) Lust haben heißt nicht, daß du nicht auch noch etwas anderes tun und denken könntest. Du bist es nur nicht gewohnt, beides zusammen zu tun, da man dir seit deiner Kindheit verboten hat, mit der Lust zu leben und mit Lust zu arbeiten.

6.) Dein Lingam platzt nicht, auch wenn er 8 Stunden lang erigiert ist. Die Schwellkörper lassen zwischenzeitlich von allein wieder Blut abfließen.

7.) Dein schlechtes Gefühl bei der Lust ist nicht natürlich, sondern anerzogen. Es gab und gibt Kulturen, bei denen das Herzeigen eines erigierten Lingam nichts Unschickliches darstellt.

8.) Affenmännchen sitzen zuweilen den ganzen Tag mit erigierten Geschlechtsteilen in den Bäumen.

9.) So ziemlich alles, was man dir über die Erektion erzählt hat, ist falsch.

10.) Sei erregt und genieße es.

Pflege

Das männliche Geschlechtsteil braucht ebensoviel - wenn nicht mehr - Pflege wie das Gesicht und verändert sich krankhaft, wenn es nicht in Funktion ist. So bildet sich unter der Vorhaut eine Absonderung (Smegma), falls sich die Haut dort nicht erneuern kann. Das Waschen mit Seife ist aber aus hautspezifischen Gründen nicht günstig. Stattdessen benutze warmes Wasser und eine Waschlotion aus Joghurt mit einem Schuß Essig oder Zitrone. Die Haut der Eichel sollte täglich mit den Fingern abgerieben werden. Es empfiehlt sich auch, den Geruch auf Zersetzung oder Pilzbefall zu prüfen.

Eine für die Eichel günstige Einreibung ist ein Gemisch aus 100 ml Jojobaöl, 10 Tropfen Lavendelöl, 4 Tropfen Thymianöl, 5 Tropfen Ylang-Ylang und 1 Tropfen Tea-Tree. Die beste und natürlichste Flüssigkeit dazu ist aber der Prostatasaft (Lusttropfen). Die Harnröhre sollte täglich mindestens einmal vom Prostatasaft durchspült und die gereinigte Eichel und Vorhaut sodann damit eingerieben werden.

Die Schamhaare müssen wie die Kopfhaare gewaschen, der Haarboden gepflegt werden. Für Haare gibt es Spülungen und Glanzpflegelotionen, welche die oft harten Schamhaare geschmeidig machen; ein natürliches Produkt dafür ist das Klettenwurzelöl.

Die Haut des Hodens und die Haut der Schambeugen (Leisten) braucht außer täglicher Belüftung einen Schutz ihres Säuremantels. Verwende in diesen intimen Hautzonen keine Deodorantien oder Sprays. Du kannst eine Lotion aus der Apotheke oder etwas Talkum benutzen, um die Haut dort trocken zu halten. Zu enge Kleidung und Schweiß können sonst leicht zu Pilzbefall führen.

Die Schleimhaut des Anus braucht ebenso eine tägliche Pflege. Das Abwischen nach dem Scheißen mit Papier ist unhygienisch und auch nicht pflegend genug. Kaltes Wasser reinigt in der Regel besser; benutze dann zum Trocknen Papier oder einen Haarfön und behandle die weiche Schleimhaut der analen Öffnung wie die Eichel.

Die Samenstränge des Hodens und die Eier sind beweglich; sie vertragen eine sanfte Massage. Die Hodentaschen in der Leistenbeuge rechts und links vom Lingam nehmen jeweils eines der Eier auf, wenn sie hochgeschoben werden. Dies sollte man am besten mehrmals in der Woche machen.

Eine Spülung der Harnröhre mit einem Katheter einmal pro Monat stärkt die Gefäßwände der Harnröhre. Die dehnende Bewegung des Katheters in der Harnröhre stärkt zudem die inneren Schleimhäute. Die Spülung sollte aus einem Teeaufguß (100 ml schwarzem Tee) bestehen, dem 10 Tropfen Kamillentinktur, 1 Tropfen Salbeitinktur und einige Tropfen Zitrone beigemischt sind. Alternativ kann man eine Öleinführung aus dünnflüssigem Öl (100 ml) verwenden, dem 5 Tropfen Lavendelöl und 1 Tropfen Tea-Tree zugefügt sind. Das Öl mußt du bei dieser kleinen Menge und dem geringen spezifischen Gewicht durch Blasen in den Katheter und in die Harnröhre drücken und anschließend wieder auspinkeln. Führe den Katheter aber nicht tiefer ein, als dein Lingam lang ist. Am besten funktioniert es, wenn er in einem halb erigierten Zustand ist.

Für die Pflege des Enddarmes empfiehlt sich einmal pro Monat ein Einlauf mit lauwarmem Wasser, dem schwarzer Tee und einige Tropfen Ylang-Ylang beigemischt sein können. Die Massage des Ringmuskels am Anus empfiehlt sich besonders bei Neigung zu Hämorrhoiden. Gegebenenfalls benutzt man dazu reine Vaseline, der auf 1 ccm 1 Tropfen Eukalyptusöl beigemischt sein kann.

Zur Pflege der Geschlechtsorgane gehört weiterhin auch ein regelmäßiger Samenerguß, den sich jeder Mann, gleichgültig welchen Alters, in angenehmer, ungestörter Atmosphäre selber machen sollte.

Harnröhrenübung

Ein wesentliches Lustempfinden entsteht durch die Kontraktionen der Muskulatur im Bereich der Harnröhre und der sie umschließenden Schwellkörper (siehe Abb.). Eine wichtige Übung zur Pflege und Entwicklung der Muskulatur der Harnröhre ist das willentliche Wasseranhalten.

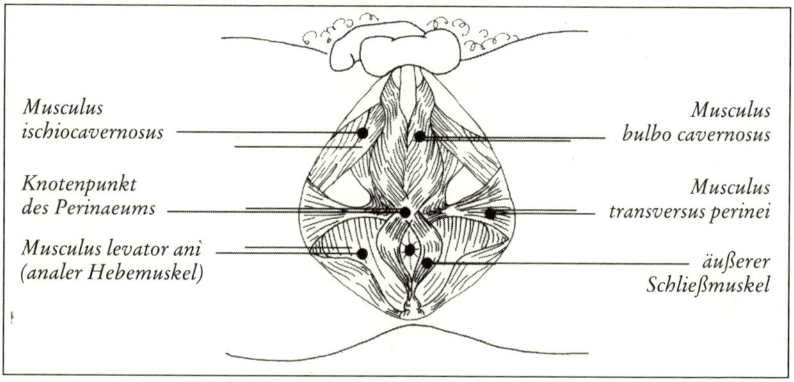

Übe mit dem Wasserstrahl. Sorge dafür, daß dein Lingam vor dem Wasserlassen etwas erigiert ist, und presse den Wasserstrahl sodann mit etwas Druck heraus. Mache das im Stehen, so daß du den Bogen des Wasserstrahls gut sehen kannst. Stoppe dann das Wasserlassen ab, gefolgt von einem erneuten Herauspressen usf. Abstoppen und Herauspressen sind zwei verschiedene Vorgänge; praktiziere beide bewußt und kräftig.

Die Übung läßt sich lustvoll erweitern: Wenn du bei vollständig erigiertem Lingam das Herauspressen besonders kräftig machst, so empfindest du die Lust der Ejakulation. Diese Übung praktiziert man am besten in der Badewanne oder unter der Dusche. Beachte: Die erste Übung (bei schwacher Erektion) trainiert vor allem die Kontraktion, das Anhalten. Die zweite (bei starker Erektion) trainiert das Herauspressen, die Expression.

Hodenübung

Eine wichtige Voraussetzung für die Entwicklung der Lust ist die Fähigkeit, die Beckenbodenmuskulatur ganz entspannen zu können.

Setze dich dazu in die Hocke; die Füße stützen das Gewicht ab, die Knie sind geöffnet und die Füße sollten etwas mehr als 50 cm auseinanderstehen. Öffne deinen Anus wie zum Scheißen, aber ohne Druck. Vielleicht legst du einen Rasierspiegel oder Handspiegel unter dich, damit du sehen kannst, ob sich deine Analöffnung auch wirklich öffnet. Dann schaukle so mit dem Becken, daß deine Hoden und dein Lingam hin und her baumeln. Spanne dabei keine Muskeln an; vermeide auch, den Ringmuskel des Anus herauszupressen. Der Lingam kann dabei von selbst erigieren. Wenn er es nicht tut, schaue dir ein erotisches Bild an oder stimuliere deinen Lingam zwischenzeitlich mit der Hand. Schaukle weiter, bis dein erigierter Lingam sein Eigengewicht abfedert und nicht mehr baumelt.

Praktiziere diese Übung immer ohne Anspannung in der Becken- und Schenkelmuskulatur. Übe täglich ca. 8 Minuten.

Kegelübung

Diese Übung ist eine Kontraktionsübung der Beckenbodenmuskulatur und der Muskeln des Lingam.

Hocke wieder über einem Spiegel, so daß du deinen Anus beobachten kannst. Beginne die Kontraktionen mit dem Anus, ziehe ihn kräftig zu, als wolltest du etwas einziehen. Vielleicht steckst du deinen Finger oder eine Kerze (eingefettet) in die Öffnung, um ein besseres Feedback zu bekommen. Kontrahiere und lasse auch wieder ganz los. Mache das im Tempo deines Herzschlages (etwa zweimal pro Sekunde).

Im zweiten Teil der Übung kontrahiere jetzt die Muskeln um die Lingamwurzel herum, die Harnröhre und den vorderen Beckenboden. Das zieht deine Hoden etwas nach oben und hebt auch deinen Lingam an (im unerigierten Zustand weniger als im erigierten). Übe auch hier das Kontrahieren im gleichen Tempo (zweimal pro Sekunde).

Im dritten Teil der Übung kontrahiere beide Muskelgruppen gleichzeitig. Und im vierten Teil der Übung kontrahiere die Muskeln des Anus zuerst und laß die des Lingam folgen (und umgekehrt).

Zuletzt übe das mit erigiertem Lingam, dem du auch ein Gewicht anhängen kannst, indem du z.B. das Badehandtuch über ihn hängst und anheben läßt. Du kannst auch versuchen, mit Schnur und Schlaufe versehene Gewichte zu heben, wobei du das Gewicht nach und nach auf über 100 g steigern kannst.

Auch diese Übung solltest du täglich ca. 8 Minuten lang machen.

Kontrollübung

Bei dieser Übung geht es darum, deine sexuelle Begierde zu kontrollieren. Diese Gier wird in den taoistischen und indischen Schriften als die eigentliche Sünde bezeichnet. Sie verleitet dich dazu, stets vorwärts zu drängen und zu einer raschen Samenentleerung zu kommen. Dieses Verhaltensmuster stammt aus der frühesten Entwicklungsgeschichte des Menschen. Das höher kultivierte Verhaltensmuster, das nicht auf Fortpflanzung ausgerichtet ist, sondern auf Lustgewinn und Steigerung der Libido, heißt: Lenkung dieser Begierde.

Vergegenwärtige dir zunächst durch einen Orgasmus, den du in seinem Verlauf aufmerksam beobachtest (vielleicht sogar mit einer Videokamera aufzeichnest und später betrachtest), wie deine eigene

Stimulation bis zum Samenerguß verläuft. Finde dann bei der Stimulation deines Lingam jenen Punkt heraus, an dem du deine Lust gerade noch beherrschen kannst. An diesem *Point of no return* mache eine kleine Pause und stimuliere dich danach weiter, bis du erneut an diesen Punkt kommst, um wieder eine Pause zu machen. Laß die Pause aber nicht viel länger als 30 Sekunden dauern. Stimuliere dich mit solchen Unterbrechungen zehnmal bis zum *Point of no return*. Es ist durchaus möglich, daß du die Kontrolle vorzeitig verlierst. Ärgere dich nicht darüber, sondern versuche lieber, die Übung fortzusetzen.

Beachte: Die Kontrolle sollte nicht zu spät ausgeübt werden, also nicht erst dann, wenn der Samen schon von der Prostata in die Harnröhre gepreßt wurde.

Kontrollübung ohne Pausen

Mit der Zeit kannst du diese Übung ohne Pausen machen. Stattdessen kontrollierst du dich allein mit Hilfe des Tempos der Bewegungen (langsamer stimulieren), der Entspannung der Beckenbodenmuskulatur und einer langsamen Atmung. Du kannst auf diese Weise leicht auf eine Kontrolle pro Minute kommen. Versuche, diese Übung anfangs 30 Minuten lang zu machen.

Hierbei wirst du bemerken, daß du die Kontrolle schneller erreichen kannst, je mehr du übst, und dann auch bis zu drei Kontrollen pro Minuten keine hohe Hürde sind. Wenn du das erreicht hast, übe eine Stunde damit. Tibetische Adepten des Tantra machen bis zu 1000 Kontrollen in der Stunde.

Beende die Übung aber immer dann, wenn schon etwas Samen ausgetreten ist. Das hat den Hintergrund, daß du dir nicht angewöhnen sollst, die Kontrolle mit der Harnröhrenmuskulatur auszuüben, was dir weh tun und zu Reizungen der Prostata oder der Harnröhre führen kann.

Bei dieser Übung werden Symptome auftreten, die du in diesem Zusammenhang nicht kennst, z.B. kalte Füße und starkes Schwitzen an den Beinen, Zittern der Haut, peristaltische Bewegungen der Wirbelsäule, eine veränderte Atmung, heftige Rötung am Hals oder im Gesicht. Der Pulsschlag kann sich beträchtlich erhöhen, da aber keine Belastung der Muskeln vorliegt, besteht keine Gefahr für dich; du bekommst höchstens Ohrenklingeln oder einen trockenen Mund. Das sollte dich nicht beunruhigen; lerne vielmehr, makellos mit deiner Lust umzugehen. Du kannst dich dabei auch im Spiegel beobachten.

Widerstehe dem Wunsch, am Ende einen Orgasmus haben zu wollen; er wäre wenig bedeutend und nicht entspannend. Deine Energie ist direkt nach dieser Übung nicht mehr im gewöhnlichen Körperbereich und somit jenseits der Region, in der die übliche Entspannung wirken kann.

In dem Gefühl, das du jetzt erlebst, kannst du von nun an arbeiten, leben, Auto fahren usw., denn du bist zwar »high«, aber nicht von Sinnen; all deine Sinne sind geradezu geschärft. Einen entspannenden Orgasmus kannst du ca. drei Stunden nach der Übung wieder erreichen.

Energie hochziehen

Du hast jetzt Kontrolle erlernt und auch gelernt, deine Beckenmuskulatur zu entspannen sowie deine Atmung bewußt flacher, tiefer, langsamer oder schneller zu gestalten. Für die nun folgende Energieübung, die im Asiatischen viele phantasievolle Namen trägt, mußt du deinen *Point of no return* sehr gut kennen, denn gerade im Moment großer Lust mußt du innehalten und stark und lange einatmen. Ziehe dabei gleichzeitig eine vom Anus ausgehende heftige Kontraktion aus dem Becken mit dem Einatmen inwen-

dig entlang der Wirbelsäule hoch in den Kopf. Halte dann den Atem eine Weile an.
Wenn du diese Übung mehrmals machst, wirst du in einen rauschhaften Zustand ohne Samenerguß und ohne Erschöpfung geraten. Du kannst dich nach jedem Hochziehen immer wieder neu stimulieren. Je nachdem, wie dir zumute ist, laß dich auf dem Boden hin und her rollen oder wiege dich hin und her oder tanze; jedenfalls gestatte deinem Körper, sich frei zu bewegen. Und wenn du Lust hast zu singen, dann tue es.

Die Energie läßt sich bei weiteren Übungen in deinem Körper lenken, indem du den Atem an die gewünschte Stelle lenkst. Atmest du z.B. heftig ins Herz und weitest dabei die Brust, wirst du eine Art Herzorgasmus erleben.

Treten in Körperbereichen Schmerzen, Krämpfe oder Reißen auf, so ist das ein Zeichen dafür, daß diese Körperbereiche für deine Energie nicht offen sind und sie ablehnen. Das steht immer in direktem Zusammenhang mit psychischen und physischen Erlebnissen, die du hattest. Zwinge dich nicht mit Gewalt, da hindurchzugehen. Nimm die folgende Übung (»Gespräch«) als Beispiel, wie man Probleme in bestimmten Körperbereichen erleben und transzendieren kann.

Hier noch ein paar typische Erscheinungsbilder, die im Körper auftreten können:
1.) Kniezittern und Angst im Arsch, Anuskrampf
2.) Krampfartiges Pulsieren der Harnröhre
3.) Atemnot, Seitenstechen, Rückenschmerzen, kalter Bauch
4.) Herzasthma, harte Brust, Asthma
5.) Erbrechensgefühl, zitterndes Kinn, Würgegefühl im Hals
6.) Schwindel, Vergeßlichkeit, Orientierungslosigkeit
7.) Ohnmacht

Diese sieben Erscheinungsformen gehören zu den sieben Chakren (feinstofflichen Ernergiezentren des Körpers). Die Entfaltung deiner Lust bricht sich an den Problemzonen. Die Mehrzahl aller Probleme entsteht durch deine eigene Gespaltenheit: Du tust nicht, was du willst, und du willst nicht, was du tust. Um nun herauszufinden, wo der Unterschied liegt, sprich mit deinen Körperteilen, die dir durch Schmerzen oder Fehlfunktionen signalisieren, daß etwas nicht in Ordnung bzw. in Einklang ist.

Gespräch

Dein Körper und seine Teile sind kein wesenloser Apparat. Jeder Teil hat sein eigenes Bewußtseinspotential, das sich erweitern läßt.

Besonders beim Lingam fällt auf, daß wir von ihm oft als dem »kleinen Bruder« oder »launischen Gott Priap« sprechen, gerade so, als handle es sich bei ihm um eine Art Persönlichkeit. Und nur allzu oft gehen wir über die Bedürfnisse dieser Persönlichkeit, über das Wesen dieses Körperteils einfach hinweg, mißhandeln es geradezu oder strafen es durch Mißachtung. Andererseits können wir auch annehmen, daß Körperteile soviel Bewußtheit erlangen, daß sie ihre Interaktion, ihre Funktion im Fall eines Mißbrauchs oder der Mißachtung in gewisser Weise »verweigern«. Das Ergebnis einer solchen Verweigerung des Lingam nennt man dann Impotenz. Deshalb hier eine Übung, die du sinngemäß auch mit jedem anderen Teil deines Körpers machen kannst.

Setze dich dazu bequem vor einen Spiegel. Ziehe dich nackt aus und fasse deinen Lingam an. Beginne nun einen Dialog mit ihm, gerade so, als würdest du mit einer anderen Person reden. Verleihe deinem Lingam Stimme und Wort.

Auf die Frage:

»Hallo, guten Tag, Lingam, wie geht es dir heute?« erfinde spontan eine Antwort an dich selber.

»Nanu, wer spricht denn da mit mir?«

»Ich bin es, dein Besitzer, (Name), der dich jetzt gerade in der Hand hält.«

»Du nimmst mich viel zu selten in die Hand.«

Dies kannst du endlos weiterführen. Es gibt keine besonderen Regeln in diesen Gesprächen, außer daß du mit deiner ungeteilten Aufmerksamkeit dabei bist. Und vermeide Scherze. Du wirst selber am besten merken, wenn überraschende Bemerkungen kommen; gehe auf sie ein und komme zu einem von euch beiden akzeptablen Kompromiß. Findest du nicht sofort eine brauchbare Lösung in einem Interessenkonflikt, dann vertage das Problem und vereinbare ein neues Gespräch. Bis dahin überlege dir aber wirklich, was du mit deinem Lingam vereinbaren willst. Ihr habt beide ein Recht auf Beachtung.

Wurzelsitz

Der Anus ist genauso ein erogenes Körperteil wie der Lingam, er gehört zu den primären Geschlechtsorganen. Dieser Körperteil ist allerdings so tabubesetzt, daß nur die wenigsten Menschen frei ihre Lust damit erfahren, geschweige denn entfalten können. Und das, obwohl jeder die wohltuende Lust beim Scheißen kennt. Ein Mann, der seinen Arsch zuhält, wird in der Lust nicht weit kommen. Das hängt damit zusammen, daß die Anspannung in den Gesäßmuskeln zu einer Art Grundspannung im Beckenboden führt, die wiederum in jedem Fall das orgasmische Entfalten der Lebensenergie einengt. Daher ist es gleichgültig, ob ein Mann sich im Anus vereinigen will oder nicht. Für die Lust ist eine Stimulierung des Anus genauso wichtig wie die des Lingam.

Das größte Problem ist der Ekel. Die Reinlichkeitserziehung und die gesellschaftlichen Suggestionen haben zu der allgemeinen Überzeugung geführt, daß der Anus voll Scheiße ist, daß er unrein ist.

Und die Tatsache, daß wir Menschen unseren Anus ohne Spiegel nicht sehen können, führt zudem leicht zu falschen Annahmen. Kaum ein Mann weiß, wie sein Anus wirklich aussieht.

Im Arsch sitzt das wichtigste Wohlgefühl und die größte Angst. Schläge auf den Hintern sind als Bestrafung an kaum einem Kind vorbeigegangen. Der Arschtritt ist eine noch heute unter Jungendlichen gefürchtete Demütigung. Wichtiger aber ist es zu wissen, daß eine wirkliche, kreatürliche Angst ein heftig ziehendes Gefühl im Anus und tief im Becken auslöst. Betrachte deinen Arsch nicht länger als Angstquell, sondern entwickle ihn zu einem Ort der Lust. Dazu ist es jedoch nötig, diesen Körperteil erst einmal richtig kennenzulernen. Hierzu eine Wahrnehmungsübung:

Du benötigst einen Wandspiegel in Bodenhöhe und einen Handspiegel, ca. 20 x 30 cm groß, etwas Vaseline oder Öl und, wenn du willst, einen dünnen Gummihandschuh, eine Haushaltskerze oder einen dünnen Gummidildo.

Knie dich jetzt mit dem Arsch zum Spiegel hin und schaue zwischen den Beinen hindurch deinen Anus an. Das Licht sollte so eingerichtet sein, daß du deinen Körper gut beleuchtet sehen kannst. Mache jetzt Kontraktionen und anschließend eine Expression. Schaue dabei deinem Anus und seinen Bewegungen genau zu. Schiebe dann deinen eingefetteten Finger entgegen der Expression in den Anus ein. Sollte noch Scheiße im Enddarm sein, ziehe diese mit dem gekrümmten Finger heraus. Fühle dann im Enddarm innen herum und weite den Ringmuskel sanft mit dem Finger.

Ziehe den Finger wieder heraus und übe jetzt mit dem Ringmuskel des Anus und der Muskulatur des Beckenbodens so lange, bis sich die Öffnung deines Anus ohne Zuhilfenahme der Finger von alleine öffnet. Es hilft, wenn du bei diesen Übungen gähnst und tief in den Bauch hineinatmest.

Nimm jetzt deinen Mittelfinger und stecke ihn so tief wie möglich in den Anus hinein. Beobachte diese Manipulation mit dem

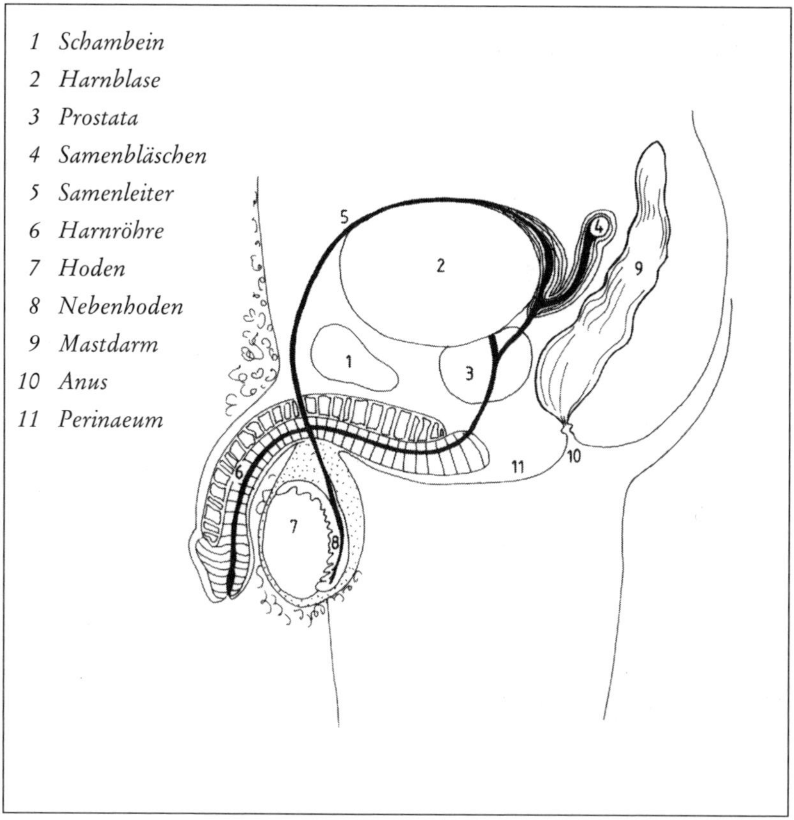

Handspiegel, den du dabei unter dich legst. Bewege deinen Finger jetzt so, daß du die Prostata erreichst (siehe Abb.), und drücke ganz sanft darauf. Vielleicht ertastest du auch die Samenblase. Dann kannst du mit einem leichten pulsierenden Druck den Samen in die Harnröhre schieben. Ein Gefühl ähnlich dem des Wasserlassens sollte dich dabei nicht stören. Stimuliere mit der anderen Hand gleichzeitig deinen Lingam, bis eine gewisse Erektion und ein damit verbundenes Lustgefühl erreicht ist. Das Stimulieren des Lingam und der Prostata sollten rhythmisch zusammengehen.

Falls du bei den ersten Übungen einen Samenerguß haben solltest, ist das unbedeutend. Im Fortschreiten der Übungen solltest du aber dahin kommen, daß eine nur geringe Stimulation des Lingam mit vorherrschender Stimulation der Prostata - eventuell auch mit einer Kerze oder einem Dildo - dich bis zum *Point of no return* bringt. Bringe dich nicht zum Erguß, sondern kontrolliere dich, wie du es in der Kontrollübung gelernt hast.

Wurzelwahrnehmung

Zu einer sehr deutlichen Wahrnehmung kommst du, wenn du eine Anuskugel (aus Metall oder Keramik mit ca. 3-4 cm Durchmesser) einführst und das Kettchen um den Lingam hängst. Behalte die Kugel einen ganzen Tag lang im Anus - auch während du arbeitest und keinen sexuellen Aktivitäten nachgehst. Sollte dich das Gefühl im Arsch stören, so setze dich einmal damit auseinander, weshalb es dich stört. Eventuell führe ein Gespräch mit deinem Arsch (siehe oben).

Bis hierher habe ich nur Übungen vorgestellt, die alleine auszuführen sind. Es ist auch durchaus möglich, diese Übungen in Gesellschaft eines Partners zu machen. Für das bewußte Experimentieren empfehle ich dir aber, alleine zu sein, vielleicht sogar die Wohnungstür abzuschließen und das Telefon abzunehmen bzw. den Anrufbeantworter einzuschalten. Erst mit fortschreitender Lusterfahrung kannst du auch die Beobachtung durch andere beim Lernen ertragen.

Für die nächsten Übungen brauchst du einen Partner, eine Partnerin oder ein Haustier, z.B. einen Hund, zu dem du Vertrauen hast.

PARTNERÜBUNGEN

Schleckübung

Wenn ich im folgenden empfehle, die Schleckübung mit einem Hund zu machen, dann ist das nicht als Aufforderung zur sexuellen Interaktion mit einem Tier mißzuverstehen. Ich empfehle es, weil Hunde sehr gern den Körper und auch Intimzonen belecken. Katzen machen das oft genauso gern. Du kannst diese Übung aber auch genauso gut mit einer Partnerin oder einem Partner machen, wobei hier jedoch aufgrund individueller psychologischer Hintergründe Probleme auftreten können, die oft nicht leicht zu lösen sind.

Beginne mit den Füßen. Wenn du die Übung mit einem Tier machst, wasche dir die Füße vorher nicht, wenn du sie mit einem Menschen machst, wasche sie dir unbedingt. Vielleicht solltest du es sogar so halten, daß deine Partnerin oder dein Partner dir die Füße wäscht.

Bei dieser Übung ist es wichtig, daß du sehen kannst, was geschieht. Lege dich also so hin, daß du deine Füße gut sehen kannst, und laß dir jetzt die Füße lecken, die Zehen (auch die Zwischenräume der Zehen) und die Fußsohlen. Unterdrücke die Gefühle nicht, gestatte dir alle Empfindungen, Assoziationen, Bewertungen und Bilder, ohne jedoch den Realitätsbezug zu verlieren. Wenn du diese Übung eine Weile, ca. 8-10 Minuten, ausgehalten hast, wirst du feststellen, daß dabei ein starkes Gefühl auftritt, dem du dich nur öffnen mußt.

Wenn dein Partner aureichend mit dir vertraut und einverstanden ist, kannst du nach einer Weile damit beginnen, dich zusätzlich zu stimulieren. Lasse dabei das Gefühl der Füße mit dem genitalen Reiz zusammenklingen. Kontrolliere dich, so daß du nicht zum Samenerguß kommst.

Wenn du die Übung zusammen mit einem Tier machst, brauchst du keine Angst zu haben, wenn das Tier dich auch an anderen Körperteilen beleckt. Für Tiere ist das keine sexuelle Interaktion, sondern eine Form der Reinlichkeit, eine soziale Körperpflege.

Bei Partnerübungen ist es allgemein von Vorteil, die Dauer der übungen festzulegen, weil es sonst leicht zu Mißverständnissen kommt. Sprecht auch den Inhalt der Übung vorher durch, so daß keine Fragen offenbleiben. Bedanke dich immer bei deinem Partner für die Übung, vermeide aber Du-Botschaften, wenn du anschließend darüber redest. Drücke dein Erleben immer auf dich selbst bezogen aus: »Ich empfinde das ... so und so.« Sage nicht: »Ich empfand dich ... oder deine ... so und so.«

Anuskuß

Auch für diese Übung brauchst du einen Spiegel, in dem du beobachten kannst, was hinter dir geschieht, vor allem, wenn du ein Tier als Partner hast. Für die Reinlichkeit gilt dasselbe wie bei den Füßen.

Knie dich nun für den Anuskuß nackt hin; wenn du willst, kannst du deinen Oberkörper auch auf Kissen legen. Stimuliere dich zunächst, bis du eine Erektion hast, und laß dann deinen Partner mit der Zunge deinen Arsch lecken. Weiche nicht aus, wenn du glaubst, das Gefühl nicht aushalten zu können. Mache einfach langsamer. Stimuliere dich dabei so, daß dein genitaler Reiz sich mit dem analen Reiz verbindet. Wenn dein Partner deine anale Öffnung nicht mit der Zunge lecken kann oder will, dann laß dich dort mit den Fingern sanft streicheln und auf die Arschbacken küssen.

Mache auch hier eine feste Zeit aus, wie lange du üben willst, vielleicht 15 Minuten, und behalte die Kontrolle bei.

Bogenpissen

Das Wasserlassen ist ein lustvoller Vorgang. Die meisten Menschen sind jedoch darauf gedrillt, Lust und Sex von Reinlichkeitsvorgängen strikt getrennt zu halten.

Übe mit einem Partner, im Stehen Wasser zu lassen. Mache das in der Badewanne oder am Waschbecken. Lasse deinen Partner dabei zuerst nur zusehen. Übe dies so lange, bis du in Gegenwart des Partners Wasser lassen kannst, auch wenn du dabei angefaßt wirst.

Hast du sehr starke Verhaltungen, dann erinnere dich an kindliche Situationen, die mit dem Wasserlassen zu tun hatten, und erzähle sie deinem Partner. Um die Situation zu forcieren, trinke viel harntreibenden Blasentee und gehe nicht alleine Wasserlassen. Gib nicht zu schnell auf, denn es ist nicht leicht und erfordert einige Geduld, das genitale Basisprogramm deiner Kindheit zu ändern.

Wenn du soweit bist, daß dein Wasserstrahl auch in dieser Situation richtig frei herauskommt, dann setze die Übung mit halb erigiertem Lingam fort, den dein Partner nun in die Hand nimmt. Mache zusätzlich die Kontraktions- und Pressübung beim Wasserlassen (wie bei der Alleinübung). Pisse dabei so weit wie möglich im Bogen.

In die Hosen machen

Eines der stärksten anerzogenen Verhaltensmuster ist, nicht in die Hosen zu machen. Dieser dauernde Kontrollzustand erlaubt es dir nicht, die Kontrolle zu verlieren, auch dann nicht, wenn du das möchtest oder es erforderlich ist.

Orgasmus ist Kontrollverlust. Wer Lust und Gefühl richtig lenken will, der muß auch die Kontrolle verlieren können. Deshalb mach dir jetzt in die Hosen. Ziehe dir dazu Kleidung an, die sich leicht waschen läßt, sei mit einem Partner zusammen und pisse in die Sachen. Genauso solltest du die Übung im Bett (mit Unterlagen aus Handtüchern) machen. Lege dich hin und pisse ins Bett.

Alle bei diesen Übungen auftretenden Behinderungen hindern auch das freie Fließen deiner sexuellen Energie, weil immer jemand in dir aufpaßt, daß du nicht ins Bett oder in die Hosen machst. Diese Kontrolle ist selbst im Schlaf wirksam und unterbricht sogar deine Träume.

Schon in deiner Kindheit gab es immer irgendwelche Erwachsene, die bei all deinen Reinlichkeitsvorgängen etwas zu kommentieren hatten, und diese Kommentare kommen dir nun bei der Übung und der Entfaltung deiner Lust in die Quere. Die Ausrufe »Ääh!«, »Igitt!«, »Iiiih!« oder »Bah! Bah! Bah!« mit allen Anzeichen von Abscheu oder Ekel kommen unweigerlich in dir hoch, wenn du dich genital gehen läßt, auch mit allen moralischen Urteilssprüchen, denen dein Gefühl nicht ausweichen kann. Deshalb mußt du deine Gefühlserfahrung der Genitalität neu entdecken und in dir verankern, um sie dann schließlich weiterentwickeln zu können.

Blinde Kuh

Diese Übung besteht aus einem Zyklus mit mehreren Teilen. Dafür brauchst du ein freies Wochenende und einen Partner, mit dem du auch mehr oder weniger intim werden kannst. Dies ist zwar für die Übung nicht unbedingt erforderlich, aber du sollst die Freiheit haben, alles geschehen zu lassen, was auch immer kommen mag. Und am besten machst du die Übung in der Wohnung deines Partners, weil du dich in deiner eigenen zu gut auskennst.

An die Geduld und Aufmerksamkeit deines Partners werden hohe Anforderungen gestellt, die er sich zuvor vergegenwärtigen sollte:
1.) Ihr seid beide das ganze Wochenende vollauf mit der Übung beschäftigt, ihr könnt nichts nebenbei machen. Schließt Besuche, Arbeiten, Erledigungen oder Telefonanrufe aus.
2.) Dein Partner muß rund um die Uhr auf dich aufpassen können.
3.) Du brauchst eine Augenbinde (z.B. Seidentuch) und wirst die ganze Zeit mit verbundenen Augen zubringen, selbst während der Nacht.
4.) Auftretende Zweifel deinerseits erörtere aufrichtig mit deinem Partner. Lasse dir von ihm deine vor der Übung gemachte schriftliche Absichtserklärung vorlesen daß du die Übung auch wirklich durchhalten willst.

Beginne also mit der schriftlichen Absichtserklärung: Ich, (Name), werde die Übung drei Tage lang bis zu ihrem Ende durchhalten und alles, was geschieht, als Ausdruck absoluter Liebe verstehen.

Von dem Augenblick an, wo du die Wohnung deines Partners betrittst, lasse dir die Augen verbinden. Zu Beginn wird dich dein Partner führen müssen, doch nach und nach solltest du - ganz wie ein Blinder - selbständig laufen lernen. Gehe barfuß, wenn es nicht zu kalt ist. Fühle alles, taste alles, koste alles, rieche alles. Laß dich durch deine Blindheit nicht von den Aktivitäten deines Partners ausschließen, was immer er auch tut. Geh mit, wohin er geht. Zieh dich selbst an oder aus, geh wie gewohnt zur Toilette, nimm ein Bad, geh auf den Balkon ...

Am ersten Tag verlaßt das Haus nicht. In der Nacht wecke deinen Partner, wenn du zur Toilette mußt. Zu diesem Zeitpunkt solltet ihr noch nicht intim werden, aber du darfst deinen Partner streicheln und befühlen. Am zweiten Tag gehe mit deinem Partner auch nach draußen, um z.B. einen Spaziergang im Park zu machen. Scheue dich nicht, öffentliche Verkehrsmittel zu benutzen. Erforsche das Laufen, Rennen, Schwimmen und Schaukeln allein. Dein Partner paßt nur auf dich auf, er soll dir die Erfahrung nicht vorwegnehmen. Erforsche

Räume, indem du in sie hineinhorchst. durch Rufen und Schall kannst du ihre Ausdehnung erlauschen. Probiere eine Frucht und stell dir vor, wie sie aussieht usw. Laß dir etwas aus einem Buch vorlesen.

Wenn du willst, kannst du in der zweiten Nacht auch intim werden. Erforsche deinen Partner mit allen Sinnen, ohne ihn zu sehen. Solltest du jetzt Angst oder Beklemmungen erleben, dann stimuliere dich selbst. Erlebe, wie die Lust, die aus deinem Becken kommt, die Angst vertreibt.

Für das Ende dieser Forschungsreise in deine eigene Wahrnehmung lasse deinen Partner eine Überraschungszeremonie durchführen. Setze dich dazu in einen Raum, der schön beleuchtet ist, z.B. mit Kerzen um dich her. Dein Begleiter wählt eine Frucht, eine Blüte oder ein Tier, das er vor dich setzt und das du in dem Augenblick, wenn du das Tuch abnimmst, für 10 Minuten unverwandt anschaust. Dein Partner kann sich auch selber als Anschauungsobjekt auswählen. Er sollte eine schöne, ruhige Musik laufen lassen, einen Duft im Raum verbreiten (z.B. ätherische Öle). Um das auch alles tief in dir zu erleben, solltest du in diesen Minuten nicht reden, sondern schweigend das Ende dieser Übung genießen.

Kleine Grenzüberschreitungen

1.) Besuche mit einem Partner (Mann) zusammen ein Schwimmbad oder eine Sauna und gehe dort mit ihm unter die Dusche. Seife deinen Partner ein und lasse dich von ihm einseifen oder dir die Haare waschen. Wichtig ist, daß andere Leute euch dabei beobachten können.
2.) Gehe mit einem Partner (Mann oder Frau) in ein Restaurant oder in ein Café. Füttert euch gegenseitig. Auch hierbei sollen andere Leute Zeugen eures erotischen Spiels werden.
3.) In der Öffentlichkeit pinkeln: Suche dir eine Stelle im Park oder in der Natur, wo du , ohne ein öffentliches Ärgernis zu erregen, pin-

keln kannst. Lasse deinen Partner oder deine Partnerin dabei aus geringer Entfernung zuschauen.

4.) Blumengeschenke: Kaufe dir einen ganzen Arm voll Blumen, schneide die Stiele kurz, tue sie in eine Tasche und gehe damit auf die Straße. Verschenke die einzelnen Blumen an Frauen und Männer. Wichtig dabei ist, daß dein Partner oder deine Partnerin mitkommt und aufpaßt, denn du mußt jedem, dem du eine Blume schenkst, etwas anderes dazu sagen. "Entschuldigen Sie, ich möchte Ihnen diese Blume schenken, weil ... Sie so schön sind ... Sie die Blüte erheitern wird ... Sie so nett lächeln ... Sie so traurig aussehen ..." Wichtig ist weiterhin, daß dein Partner die Personen auswählt.

5.) Sprich in einem öffentlichen Verkehrsmittel jemanden an und verwickle ihn oder sie in ein erotisches interessantes Gespräch bis zur nächsten Station. Dein Partner oder deine Partnerin hört dir dabei zu und erzählt, wie es auf ihn oder sie gewirkt hat. Sprich bei dieser Übung mindestens neun verschiedene Personen an.

Selbstlust

Richte dich in einem Zimmer so ein, daß dein Partner dir beim sexuellen Stimulieren zuschauen kann, gegebenenfalls mit Hilfe eines großen Spiegels. Vielleicht trennst du den Raum auch in einen Teil, der zu dir gehört, und in einen Teil für den Beobachter. Es geht im übrigen nicht darum, deinen Partner zu erregen, sondern du sollst erregt sein und deine Erregung zeigen. Es ist gewissermaßen eine Einmannshow.

Zieh dich aus, lies Zeitung oder Pornos, rauche oder esse dabei. Stimuliere dich schließlich nackt oder halb angezogen, wie du willst, jedenfalls so, daß dein Partner detailgetreu Zeuge werden kann. Während du das machst, vergiß deinen Partner möglichst ganz. Treibe dich nicht an und komme nicht zum Orgasmus (Ejakulation). Du kannst auch laut werden, stöhnen oder singen. Tue, was immer deine Lust unterstützt, und stimuliere dich so eine Stunde lang.

Beende die Übung, indem du dich wieder anziehst und dich bei deinem Partner bedankst. Frage jetzt nicht sofort: »Na, wie war ich?«, sondern erkundige dich nach den Gefühlen deines Partners oder frage ihn, worauf er nach dem stillen Beobachten Lust hat. Ihr solltet aber nicht gleich sexuell miteinander werden. (Solltest du die Kontrolle verloren haben, dann beende die Übung und vereinbare einen neuen Termin mit deinem Partner, bis du die Übung beherrschst.)

Die nun folgenden Partnerübungen setzen voraus, daß du eine Partnerin hast oder findest, mit der du die Übungen machen kannst. Bestehende Lebenspartnerschaften eignen sich hierbei nicht immer zum Erweitern der eigenen Fähigkeiten. In solchen Fällen sind ehemalige Geliebte oder Partnerinnen manchmal bereit zur "Mithilfe". Du kannst auch einen männlichen Partner nehmen. Bedenke bei diesen Übungen die Hygiene, sprich offen darüber, und nicht erst bei Beginn der Übung, sondern einem unabhängigen Gespräch zuvor.

PAARÜBUNGEN

Bei diesen Übungen benötigst du eine Partnerin, mit der du dich vereinigen kannst. Die Übungen setzen voraus, daß ihr euch sexuell schon recht gut kennt und die Lust- und Orgasmusfähigkeit steigern wollt. Zu Beginn der Übungen ist es dabei förderlich, wenn sich erst der eine und später der andere Partner auf sein Gegenüber konzentriert.

Lasse dich nicht entmutigen, wenn der gewünschte Erfolg nicht sofort eintritt und die gewohnten Bahnen zu bekannten Ergebnissen führen. Bedenke die Macht der Gewohnheiten, die häufig statt eines erhöhten Genusses nur einen eher unbefriedigenden Kompromiß zulassen. Fasse dich in Geduld und übe weiter. Präge dir für die Paarübungen folgenden Grundsatz fest ein: Nicht meine Partnerin macht mir Lust, sondern ich selbst bin lustvoll und schenke diese Lust meiner Partnerin. Vielleicht schreibst du dir diesen Satz auf ein großes Blatt Papier und hängst ihn für euch beide gut sichtbar an die Wand. Das betrifft auch deine Partnerin - für sie gilt der Grundsatz: Gleichgültig, wie er ist, gestatte ich mir meine Lust in seiner Gegenwart voll und ganz.

Für die Vereinigung von Mann und Frau ist es unbedingt notwendig, daß beide auch dazu bereit sind. Denke nie, daß es ihr schon noch angenehm werden wird, wenn du erst in ihr bist. Dies ist eine weitverbreitete Fehlvorstellung, die den Selbstwert einer Person mißachtet. Schaffe die Bedingungen für deine Bereitschaft vor der Vereinigung und erlaube dies auch deiner Partnerin. Wenn du dann bereit bist, dann sage auch: »Ich bin bereit.« Während der

Vereinigung macht es keinen Sinn, sich in Erinnerung zu rufen »Ach, ich wollte noch dies und das.« Vergiß es, und denke beim nächsten Mal vorher daran.

Stop and go

Da die meisten Vereinigungen unfreiwillig früh enden, ist es in der Regel notwendig, daß der Mann zunächst lernt, sich über eine längere Zeit ohne Samenerguß zu vereinigen, sich zu kontrollieren. Manche Männer leiden unter einem sofortigen Samenerguß, kaum daß sie in die Yoni eindringen. Das ist nie die Schuld der Frau, selbst dann nicht, wenn das Eindringen aus besonderen Gründen schwer sein sollte. Es ist in jedem Fall der Mann, der zu früh kommt. (Von Cremes oder Medikamenten zur Herabsetzung der Empfindlichkeit rate ich hier dringend ab, denn sie bringen deine Wahrnehmung durcheinander.)

Mann und Frau müssen lernen, selbst einzuschätzen, wie weit der Partner gerade ist. Ihr könnt euch für den Moment der Kontrolle auf ein *Stop-* oder *Halt-Signa*l einigen. Ungünstig ist allerdings das Wort Nein. Für eine erfolgreiche Kontrolle verwende immer auch einen körperlichen Ausdruck, den dein Partner sofort wiederkennen kann: Drücke z.B. mit der Hand auf eine besondere Weise auf ihren Arm, presse die Knie an ihren Körper, wackle mit den Füßen oder öffne und schließe die Hände deutlich. Vieles ist als Signal geeignet. Verändere in jedem Fall auch deine Atmung; das hilft dir auch bei der Kontrolle selbst.

Stop bzw. *halt* bedeutet, daß ihr beide aufhört, euch zu bewegen, und zwar so lange, bis du dich wieder unter Kontrolle hast und die Vereinigungsbewegungen fortsetzen kannst. Man sollte zudem noch einen zweiten Begriff in die Interaktion einführen: *langsam* oder *sanft*. Bei diesen Begriffen verändere das Bewegungstempo und die

Art der Vereinigung - werde also langsamer, gleichmäßiger oder wechsle den Rhythmus. Auch dies kann dir helfen, die Kontrolle zu behalten. Lege auch für dieses Signal eine besondere Art der Berührung fest, so z.B. rasch aufeinander folgendes Drücken mit der Hand oder ein Tippen mit den Fingern auf die Haut.

Du kannst dich zudem durch Geräusche und Atmung äußern. Auch Worte und Sätze sind angebracht, denke jedoch daran, daß viele verbalisierte Assoziationen eines Mannes seine Partnerin verletzen oder beleidigen können. Ein klares Signal ist z.B., nur die Worte *du* und *ja* abwechselnd zu wiederholen.

Bei den ersten Übungen zu deiner Kontrolle ist es gleichgültig, ob und wie ihr bei der Vereinigung liegt, sitzt oder steht. Der Mann sollte lediglich versuchen, eine Stunde lang ohne Orgasmus zu bleiben. In der Regel kann die Frau ihre Gefühle nicht ganz frei fließen lassen, wenn sie bemerkt, daß der Mann sich kontrolliert, denn sie wird durch seine Beherrschung häufig mitkontrolliert. Daher ist es ratsam, die Übung nach einer Stunde so fortzuführen, daß jetzt die Frau keine Rücksicht mehr auf den Mann nimmt. Der Mann kann sich dazu z.B. auf den Rücken legen; es kann auch helfen, nun ein Präservativ zu benutzen. Jetzt sollte die Frau bis zum Orgasmus gehen, ihn aber nicht zulassen. Sie sollte auch deutlich durch Geräusche, Worte und Atmung zeigen, welchen Erregungsgrad sie gerade erreicht hat.

Auch hier gilt eine feste Regel: Gib nie vor, mehr zu haben, als du tatsächlich hast. Die Frau sollte ihrem Partner nichts vorspielen. Du mußt spüren können, wo sie sich gerade befindet. Und das geht nur, wenn ihr ehrlich zueinander seid.

Nach ca. 2 Stunden beende die Übung. Und auch wenn du jetzt einen Orgasmus haben könntest oder möchtest, bleibe ohne; erlebe einfach das Gefühl, erregt zu sein. Behalte es, kultiviere es, nimm es mit in den Alltag. Denke nicht, daß dir mit diesem ausgesparten Orgasmus deine Befriedigung entgangen sei. Wenn du willst, kannst du dich ja für einige Stunden später wieder verabreden und dann die

Vereinigung so genießen, wie sie kommt, ohne jegliche Kontrollbemühungen.

Du kannst übrigens mehr über dich lernen, wenn du einen Spiegel aufstellst, in dem du siehst, was du wie machst. So bekommst du ein Feedback darüber, welche Gefühle du gerade unterdrückst oder nicht zeigst.

Sprich nach solchen Übungen mit deiner Partnerin darüber, tauscht eure Erfahrungen und Beobachtungen aus. Vermeide aber immer Bewertungen oder einseitige Behauptungen. Wenn du sagst: »Ich hatte den Eindruck ...« oder »Es wirkte auf mich ...« oder »Ich hatte das Gefühl ...« usw., dann kann deine Partnerin völlig frei darauf reagieren, ohne sich durch deine Beobachtungen bewertet oder beurteilt zu fühlen. Sie bekommt dann eher das Gefühl, in einen Spiegel zu schauen.

Wie du dir, so ich dir

Was dir mit dir selber Spaß macht, macht oft keinen Spaß, wenn es ein anderer mit dir macht. Diese Beobachtung wirst du sicher schon häufig gemacht haben. Ebenso ist das, was du gerne mit jemandem machst, oft kein Spaß für den anderen. In der Lust sind die Kenntnisse, die wir über die Vorlieben des Partners haben, oft sehr dürftig und ungenau, so daß jeder nur allzu leicht von sich auf den anderen schließt, anstatt ihn einmal genauer zu beobachten. Deshalb verabrede dich mit einer Partnerin (oder auch mit einem Partner) zu folgender, ca. dreistündigen Übung.

Zunächst stimuliert und streichelt sich dein Partner so, wie das für ihn angenehm oder lustvoll ist, und du schaust 20 bis 30 Minuten aufmerksam zu. Anschließend versuchst du, dasselbe an deinem Partner zu wiederholen. Hierbei darf dein Partner nicht sprechen, sondern zeigt dir lediglich mit den Fingern, wie «gut« du bist. Je mehr Finger der Hand er zeigt, um so mehr entsprechen deine Bemühungen seinen eigenen. Ist das Gefühl deines Partner ganz anders, kann das zwei Gründe haben: Entweder machst du etwas ganz anderes oder du machst das gleiche, aber für deinen Partner fühlt es sich ganz anders an.

Ein wesentlicher Unterschied rührt daher, daß wir, wenn wir uns selber berühren, eine doppelte Wahrnehmung haben. Es fühlt sich ganz anders an, wenn die Wahrnehmung der eigenen Hand fehlt, die den eigenen Körper streichelt und berührt. Manche Menschen sind darauf so fixiert, daß sie gar nichts fühlen, wenn ihnen ihr eigenes »Handgefühl« fehlt. Berührt sie nun eine andere Hand auf dieselbe Weise, fühlt sich das nur »fremd« an. Mit ein wenig Übung und durch die gegenseitige Hilfe kommt ihr beide aber bald dahin, das gleiche, schöne Gefühl im anderen zu erzeugen. Und darauf kommt es an.

Im zweiten Teil der Übung wechselt ihr die Seiten, wobei du deinem Partner zeigst, was dir gefällt.

Linien fühlen

Übe mit einem Partner, die Nervenzonen deines Körpers zu sensibilisieren. Du brauchst dazu zwei ungiftige Farbstifte (z.B. rot und grün), mit denen du Linien auf die Haut deines Partners malen kannst.

Bemale nun zuerst deinen nackten Partner mit langen Linien vom Kopf bis zu den Füßen. Diese Linien sollten in fingerbreitem Abstand gezogen werden. Ziehe die Linien leicht und mit wenig Druck, so daß dein Partner gerade noch etwas spürt, und markiere jeweils die Stellen der Linien, an denen dein Partner nichts mehr fühlt, mit der anderen Farbe. Am Ende sollten die weniger empfindlichen Hautzonen deines Partners gut zu erkennen sein. Danach wirst du selber auf die gleiche Weise bemalt.

Betrachtet euch danach beide im Spiegel und schraffiert oder markiert mit einem Kajalstift die Zonen geringer Empfindlichkeit. Dein Partner nimmt nun Öl oder Fettsalbe und massiert dir diese Stellen so lange, bis die Farbe ganz verschwunden ist. Versuche dich dabei an Geschehnisse oder Erlebnisse zu erinnern, die du mit eben diesen Stellen verbindest. Erzähle sie deinem Partner, der deine Erinnerungen allerdings nicht kommentieren, sondern dich nur durch Nachfragen im Redefluß halten sollte. Danach wechselt ihr beide.

Du kannst zudem ein Gespräch mit den entsprechenden Körperstellen führen (siehe »Gespräch«) oder sie durch Komplimente oder ein Blumengeschenk versöhnlich stimmen. Vielleicht fällt dir auch selber noch etwas ein, womit du deine Sensibilität an diesen Stellen wiederherstellen kannst.

Stille Vereinigung

Die meisten Vereinigungen zwischen Mann und Frau verlaufen viel zu schnell und auch zu oberflächlich. Eine aus dem Tantra entlehnte Übung kann dich hier zu tieferen Gefühle führen. Für diese Übung brauchst du eine Partnerin, mit der du dich im Liegen vereinigen kannst, und du brauchst einen Wecker, den du auf 32 Minuten Weckzeit einstellst. Wenn du eine andere Uhr verwendest, achte darauf, daß du nicht auf das Zifferblatt schauen mußt, um die Zeit zu sehen, sondern daß zu gegebener Zeit ein gut hörbares, akustisches Signal ertönt.

Bei dieser Vereinigung kommt es darauf an, daß du keinerlei besonderen erotischen oder mechanischen Interaktionen beginnst, sondern daß ihr euch umgehend vereinigt und möglichst gleich ohne weitere Bewegung liegen bleibt. Habe keine Sorge, daß die Vereinigung auseinandergeht, besonders dann nicht, wenn deine Partnerin in den Techniken der Kontraktion und des Einsaugens geübt ist. Dein Lingam wird zwar möglicherweise weniger erigiert sein, aber wenn ihr euch nicht bewegt, wird er auch nicht herausrutschen. Die ganze Übung besteht darin, zu warten und darauf zu achten, was in dieser Stille geschieht.

- Regel 1: Bewege dich nicht!
- Regel 2: Denke nicht!
- Regel 3: Halte die Augen offen!
- Regel 4: Beobachte alles und schlafe nicht ein!

Wenn bei der Übung plötzlich Geilheit oder Ärger aufkommen sollten, halte dich daran nicht auf, sondern konzentriere dich auf das Einhalten der Regeln. Du wirst nach 32 Minuten Stille oder früher eigenartige Erscheinungen im Körper wahrnehmen. Konzentriere dich ganz auf diese Tiefen deines Gefühls. Nach einer Weile könnt ihr die Übung dann beenden und euch über eure Erfahrungen austauschen. Vermeidet aber auch hier wieder persönliche Wertungen.

Kraft fühlen

Alle Männer möchten stark sein, ihre Kraft fühlen. Wenn Männer ihre Stärke in der Vereinigung fühlen wollen, tut das der Frau oft weh. Die Frau kann sich dann entscheiden, Schmerzen in ihre Lust einzubauen, quasi als Tribut an den Mann und als Preis der Vereinigung, oder sie kann sich gänzlich verweigern. Dabei verliert sie in jedem Fall, denn es schadet entweder ihrem Selbstwertgefühl oder ihrer Beziehung. Andererseits spricht nichts dagegen, daß ein Mann seine Kraft fühlt, nur braucht er dazu natürlich auch einen entsprechenden Partner. Und es ist gut, wenn er seine Kraft vor, und nicht während der Vereinigung erfährt.

Für diese Übung brauchst du also eine kräftige Partnerin, mit der du vor der Vereinigung ringen kannst, oder noch einen Dritten (das kann auch ein Mann sein), mit dem du das vorher machst. Die Übung selbst verläuft folgendermaßen:

1.) Beide Partner sind nackt, wie Ringer im klassisch Griechisch-Römischen Stil.

2.) Packt euch, umschlingt eure Körper ganz eng. Drücke den Körper deines Partners so fest du kannst, aber nur kurz, damit ihr nicht außer Atem kommt.

3.) Lasse deinen Partner sofort wieder los und bewege dich tänzelnd um ihn herum. Dann packe wieder zu, gefolgt von erneutem Loslassen und Tänzeln.

4.) Fahre damit abwechselnd so lange fort (ca. 10 Minuten), bis dein ganzer Organismus summt, du aber andererseits weder erschöpft noch atemlos bist.

5.) Danach kannst du dich mit deiner Partnerin vereinigen, wobei es hier keine festen Regeln gibt. Macht also, wozu auch immer ihr Lust habt.

Eine Variante dieser Übung ist es, mit deinem Ringpartner einfach engumschlungen auf dem Boden herumzutollen.

Wechselübung

Diese Übung hat zwei verschiedene Aspekte, zum einen die Stille und zum anderen heftige Aktivität. Du benötigst hierzu wieder eine Uhr, diesmal allerdings in deinem Sichtfeld; sie sollte daher ein gut sichtbares Zifferblatt haben.

Vereinigt euch im Sitzen. Bewegt euch dann 5 Minuten lang stürmisch bis heftig. Nach Ablauf dieser Zeit sitzt ihr dann, weiterhin vereinigt, in absoluter Bewegungslosigkeit und Stille für weitere 5 Minuten. Dann folgt wieder eine Phase heftiger Aktivität usw., so daß sich bei dieser Übung Aktivität und Ruhe stetig abwechseln. Die Gesamtzeit der Vereinigung sollte dabei - ohne Orgasmus bzw. Samenerguß - zwei Stunden erreichen.

Erst danach, wenn deine Partnerin damit einverstanden ist, legt sie sich auf den Rücken, und du kommst zu einem schnellen Orgasmus. Lege dich danach sofort auf den Rücken, und deine Partnerin vereinigt sich in Hockstellung mit dir, um zu ihrer Befriedigung zu kommen.

Um die Erektion nach deinem Orgasmus besser aufrechtzuerhalten, verwende einen Ring um den Lingam oder um Hoden und Lingam. Du kannst auch im Liegen von der Bauchseite her mit deinem Zeige- und Mittelfinger eine Verengung an der Lingamwurzel machen, um den Druck im Lingam und damit die Erektion aufrechtzuerhalten.

Wechselatmung

Der Atem ist der Schlüssel zu Orgasmus und Kontrolle, aber auch zu Tiefe und Intensität des Gefühls. Wer seinen Atem anhält oder ganz flach atmet, verhindert damit eine weitere Entfaltung der Gefühle.

Übe mit einem Partner zunächst nur das Atmen. Du atmest ein, während dein Partner ausatmet. Experimentiere mit verschieden schnellen bzw. langsamen Atemrhythmen und versuche dabei, im Takt zu bleiben. Der zweite Teil der Übung überträgt diese Wechselatmung auf den Akt der Vereinigung. Atme jedesmal aus, wenn du in deine Partnerin eindringst; gleichzeitig atmet sie ein. Experimentiere nun mit verschiedenen Vereinigungsrhythmen und versuche, Atem und Rhythmus synchron zu koordinieren.

Öffnen und schließen

Bei dieser Vereinigungsübung kommt es zum einen auf die Kontraktion der Yoni und zum anderen auf das Eindringen und das Herausgehen des Lingam an. Beginne die Vereinigung mit deiner Partnerin auf eine für euch angenehme Weise und erst nach einiger Zeit koordiniere dein Eindringen mit ihrer Entspannung der Beckenbodenmuskeln bzw. dein Herausgehen mit ihrer Kontraktion der Beckenbodenmuskulatur.

Eine wichtige Bemerkung zur Entspannungsphase der Frau: Sie beginnt die Entspannung mit einer Pression; sie drückt Yoni, Gebärmutter und Anus kurz kräftig nach außen und empfängt damit den eindringenden Lingam.

Du machst beim Eindringen eine starke Pression, wobei du den Laut *ho* oder *hey* ausstoßen solltest. Noch vor dem Herausgehen übe eine starke Kontraktion aus, wobei du dein Gefühl vom Anus her durch die Wirbelsäule bis in den Kopf hochziehst und dabei einatmest. Das Einatmen solltest du mit einem Lippengeräusch begleiten - fffft -, wobei du das »t« mit der Zunge am Gaumen abschließt, die Zunge in den Gaumen zurückdrückst, die Luft anhältst und die Energie in den Kopf leitest. Lasse deine Energie während des Ausatmens vom Kopf her zurückströmen, und dringe wieder mit einem *ho* bzw. *hey* in deine Partnerin ein, wobei du die Pression nicht vergessen solltest.

Zu Beginn ist es wichtig, daß ihr beide die Übung ganz langsam macht, bis sich Atemrhythmus, Ruf, Kontraktion und Pression mit der tatsächlichen Entspannung in der Mittelphase zusammenfinden. Dann könnt ihr schneller werden. Der Samenerguß des Mannes kann sich bei dieser Übung unter Umständen schnell ereignen, was oft eine frühe Kontrolle nötig macht. Ziehe deinen Lingam einfach für kurze Zeit heraus, bis wieder Kontrolle besteht.

Für die Frau ist bei dieser Übung zu beachten, daß sie im Augenblick des Eindringens keine Kontraktionen macht und nicht ganz flach auf dem Rücken liegt. Eine erhöhte Lage des Kopfes ist gut geeignet - oder aber eine Vereinigung von hinten, bei der mit Hilfe eines Spiegels auch der Partner im Blickfeld bleibt.

Das Hochziehen der Energie sollte die Frau vermeiden; bei dieser Übung übt nur der Mann das Hochziehen, die Frau nicht.

Variante für die Frau

Eine gute Variante für die Frau ist es, wenn der Mann auf dem Rücken liegt und du dich über seinen Körper hockst (nicht kniest), und ihr in dieser Position die vorher beschriebene Übung macht. Atmung und Geräusche sind dabei gleich, nur daß du beim Eindringen ausatmest und noch vor und beim Herausgehen des Lingam mit dem Lippenlaut *fffft* einatmest, wobei du, bildlich gesprochen, Gefühl vom Lingam abstreifst und durch deine Wirbelsäule in den Kopf hochziehst. Laß dein Gefühl nicht mit dem Lingam aus dir herausgehen, sondern sauge diese geile Energie ganz in dich auf. Bei dieser Übung sollte nun der Mann das Hochziehen vermeiden, denn hier übt es nur die Frau.

Ich und du

Bei dieser Übung ist es ganz unerheblich, wie du dich vereinigst, es geht nur darum, daß du mit deiner Partnerin liebevoll die Worte *du* und *ja* wechselst. Rufe, hauche, sprich, flüstere beim Ausatmen immer *du*, und deine Partnerin antwortet mit *ja*. Nach ca. 5 Minuten wechselt ihr. Jetzt ruft deine Partnerin *du*, und du antwortest mit *ja*. Du kannst die Worte hierbei verschieden betonen und auch doppeln, vermische sie aber nicht zu einem *ja-du* und auch nicht mit anderen Worten. Deiner Vorstellung sind allerdings keine

Grenzen gesetzt, und du kannst dir zum *ja* bzw. *du* auch ganz andere Dinge vorstellen.

Ich und du biß du

Hierbei vermischst du jetzt die vorherige Übung mit Beißen. Ihr seid vereinigt und deine Partnerin beginnt mit den Du-Rufen. Du antwortest mit leichten Bissen in verschiedene Körperteile der Partnerin. Nach 5 Minuten wechselt ihr, jetzt rufst du *du*, und deine Partnerin beißt dich. Günstig ist dabei, sich im Sitzen zu vereinigen. Die Bisse sollten auf keinen Fall verletzend sein, und die Vereinigung sollte davon nicht unterbrochen werden.

Lingam, Yoni und ...

Für diese Übung brauchst du einen dünnen, flexiblen Gummidildo (Kunstpenis, in Sexshops erhältlich).

Wieder seid ihr vereinigt, und du liegst auf dem Rücken, wobei deine Partnerin in der Hocke über dir sitzt. Nimm dann den Gummidildo und schiebe ihn vorsichtig neben deinen Lingam in die Yoni. Eventuell öffnest du mit dem Zeigefinger deiner anderen Hand die Schamlippen noch etwas, um die erforderliche Dehnung zu erleichtern. Hierbei ist es wichtig, daß sich deine Partnerin selber aktiv auf Lingam und Dildo setzt. Wichtig ist es auch, genügend Gleitmittel (z.B. EOS body fluid von Megasol Cosmetic) zur Verfügung zu haben.

Die ganze Vereinigung wird im wesentlichen von deiner Partnerin bestimmt. Du selber kannst dich und den Dildo verschieden tief einführen oder auch leicht gegeneinander gerichtete Bewegungen machen lassen. Du solltest jedoch weder Tempo noch Rhythmus bestimmen. Achte auch nicht weiter auf deinen Orgasmus, lasse ihn gegebenenfalls zu und bleibe weiterhin vereinigt, jedenfalls solange, bis deine Partnerin ihren Orgasmus hat. Wenn ihr wollt und die Umstände es erlauben, kann deine Partnerin natürlich auch mehrere Orgasmen haben.

Lingam und Lingam

Bei dieser Übung legt sich der Mann auf die Frau, mit den Knien seitlich ihrer Hüften. Wenn ihr beide vereinigt seid, nimmt deine Partnerin den Gummidildo und schiebt ihn vorsichtig in deinen Anus; mache dazu eine leichte Pression, also drücke entgegen.

Auch hier bestimmt deine Partnerin Tempo und Rhythmus der Vereinigung. Wenn sie den Dildo tiefer schiebt, vereinigst du dich auch tiefer und umgekehrt. Und nach einiger Zeit, nach 15 bis 20 Minuten, kannst du dich zwischen Yoni und festgehaltenem Dildo hin- und herbewegen.

Sechsundneunzig

Modifiziert die bekannte Form des gegenseitigen Oralverkehrs, indem ihr nicht nur das Geschlechtsteil, sondern auch die umgebenden Regionen intensiv küßt. Bei diesem Küssen schleckt, beißt, saugt, lutschet nun die Haut um die inneren Teile herum. Spart Eichel, innere Schamlippen und Klitoris aus. Küßt um so intensiver die Haut am Perinaeum. Dehnt nun diese Aktivität nach unten hin bis zum Knie und nach oben hin bis zur Bauchdecke aus. Die Frau hält den Lingam des Mannes dabei mit der Hand fest umschlossen, wenn sie ihn nicht gerade küßt; umgekehrt hält der Mann die Yoni der Frau mit zwei Fingern geschlossen.

Macht diese Kußübung mindestens 30 Minuten lang, dreht euch dann um und küßt euch genauso heftig und intensiv von Mund zu Mund. Selbstverständlich solltet ihr vor dieser Übung gut gewaschen sein; einige Tropfen eines interessanten ätherischen Öls oder Duftstoffes (Moschus, Ambra, Vétiver) ergänzen den oft starken Körpergeruch sehr wohltuend. Oft geht euch bei dieser Übung auch die Spucke aus. Einige Scheiben Zitrone oder Limone, in die ihr während der Kußtour hineinbeißen könnt, fördern den Speichelfluß sehr.

Swinger

Bei dieser Form der Vereinigung (siehe Abb. nächste Seite) steht der Mann an ein Podest gelehnt, dessen Oberkante nicht höher ist als die Höhe seines Steißbeins (vom Boden aus gemessen). Die Frau steht zunächst vor dem Mann, hebt dann ein Bein, stellt den Fuß auf die Oberkante des Podestes und vereinigt sich so mit dem Mann. Erst wenn die Vereinigung sicher ist, nimmt sie auch das andere Bein auf das Podest hoch, wird vom Mann mit den Händen unter dem Becken gehalten und schwingt sich so auf den Lingam. Den gelegentlichen, heftigen Stößen des Mannes kann sie so leicht ausweichen, und beide können dabei wild sein. (In dieser Position ist übrigens auch eine anale Vereinigung von Mann zu Mann gut möglich.)

Schaukel

Für diese Übung benötigst du eine Kinderschaukel oder ein an der Decke befestigtes Seil. Anstelle des Schaukelsitzes bringe eine 50 bis 60 cm lange Rundstange an, binde die Seilenden rechts und links soweit auseinander, daß Platz für deinen Oberkörper ist und du die Arme um die Seile und die vorstehenden Stangenenden schlingen kannst. Die Länge der Schaukel muß so bemessen sein, daß sich deine Partnerin, wenn sie daran hängt, gerade mit dir vereinigen kann, wenn du darunter liegst. Ihre Zehenspitzen kommen dabei bequem auf den Boden, so daß sie auch leichte Umdrehungen auf dir machen kann.

Der auf dem Rücken liegende Mann streckt dabei Arme und Beine weit aus. Für die Vereinigung hebt sich der Mann nur durch die Spannung des Körpers hoch, im übrigen bestimmt die Frau die Vereinigung. Solltest du durch einen Orgasmus zu früh die Erektion verlieren, nimm einen festen Gummidildo, den du dir zwischen die Beine klemmen kannst.

Der Liebesknochen

Für diese Übung benötigst du einen Liebesknochen (aus einer großen Veilchenwurzel geschnitzt, an beiden Enden verdickt; wird in Apotheken für zahnende Kinder verkauft) und ein feststehendes Podest für eine Vereinigung im Stehen. Zur Vereinigung legt deine Partnerin ein Bein um deine Hüfte. Ihr nehmt je ein Ende des Liebesknochens zwischen die Zähne und vereinigt euch im Stehen. Mit einer Hand führst du den Lingam in die Yoni ein, eure anderen beiden Hände liegen gegenseitig auf den Schultern, an denen ihr euch festhaltet. Verliert bei den Vereinigungsbewegungen nicht den Knochen aus dem Mund.

Kapitel VI

WEIBLICHE LUST

Eine Frau fühlt Erotik, Sinnlichkeit und Lust ganzkörperlich, ja sogar weit über ihren Körper hinaus. Für sie spielen Umgebung, Ambiente, Stimmung, Atmosphäre sowie die emotionale Beziehung zu der Person, mit der sie zusammen ist, oft eine viel größere Rolle als ein rein genital-sexueller Reiz. Sie fühlt ihre Lust erst dann, wenn ihr ganzer Körper erregt ist, angeregt von Düften, Bildern, Farben, Eindrücken, Berührungen, Begegnungen, und sie alles um sich herum als vertrauenswürdig wahrnimmt und das sichere Gefühl hat, gehalten zu werden. Unter diesen Umständen fühlt sie ihre Lust im ganzen Körper und auch in ihrem Geschlecht.

Eine Frau fühlt ihre Lust umfassend; sie repräsentiert das aufnehmende, empfangende Urprinzip. Ihre Lust äußert sich im Bedürfnis nach Nähe, Wärme und Geborgenheit. Oft wird dies von den Frauen selbst als Bedürfnis nach Sicherheit bezeichnet. Daher erscheint ihr Bedürfnis nach Sinnlichkeit den Männern oft als so groß und scheinbar unstillbar.

Hier liegt auch die Quelle der größten Mißverständnisse zwischen Mann und Frau. Wonach eine Frau sich sehnt, ist dieses ganzkörperliche Gefühl von sinnlicher Geborgenheit und Vertrauen - die Nähe, die nichts will. Zumeist wissen aber weder sie noch ihr Partner, was dies konkret ist und was ihnen dieses Gefühl vermittelt. So geschieht es nur allzu häufig, daß eine Frau sich aus ihrem ursprünglichen Bedürfnis nach zärtlichem Berührtwerden sexuell mit einem Mann einläßt. Was sie bekommt, ist allerdings oft das Gegenteil - eine kurze Nummer, bei der warme Gefühle gar nicht erst aufkommen und bei der sie sich auch gleich wieder alleingelassen, verlassen fühlt, da der Mann schon »fertig« ist.

So ist der erste Schritt in einem Orgasmustraining für Frauen stets die Erkenntnis und die Anerkennung dieses Bedürfnisses, das konkret durch die sinnliche Begegnung mit der Welt und den Menschen, durch sinnliche Erfahrungen gestillt wird. Sie muß zunächst ihr sinnliches Verbundenheitsgefühl mit allem wiederentdecken. Sie muß lernen, daß sie - diesem Gefühl nachgehend - Frieden und Befriedigung finden kann, daß sie die Welt mit den Augen des Gefühls und der Sinnlichkeit betrachten und anderen Menschen grundsätzlich aus diesem sinnlichen Gefühl heraus begegnen kann. Weiterhin muß sie lernen, sich selbst und anderen Menschen gegenüber keine faulen Kompromisse und Zugeständnisse zu machen und nicht aus Bequemlichkeit und Unkenntnis heraus doch wieder das Gegenteil von dem zu tun, was ihrem eigentliches Bedürfnis entspricht. So scheint die weibliche Erotik zunächst mehr oder weniger asexuell zu sein; sie ist eher wie ein nichtendenwollendes Bedürfnis nach Kontakt mit allem, nach einer allumfassenden Schwingung, Harmonie und Liebe.

Männer, so wie sie in unserer heutigen Gesellschaft sind, sind da jedoch denkbar schlechte Partner, denn sie verstehen dieses Bedürfnis einer Frau meist falsch oder gar nicht. Sie können es nicht nachfühlen, nicht nachvollziehen, sich nicht in die Frau hineinversetzen, und deshalb fühlen sich Frauen von Männern auch oft miß- bzw. unverstanden. Dies ist allerdings auch der Punkt, wo sich die

Katze in den Schwanz beißt. Eine Frau kann das, was sie braucht, nicht von einem Mann erhalten, aber doch ist es gerade er, von dem sie es erhalten will. Eine neuartige, befriedigende und grenzüberschreitende Erfahrung ist für eine Frau also erst dann möglich, wenn sie diese Vorstellung aufgibt und keine speziellen Bedingungen und Erwartungen mehr daran knüpft, mit wem, mit Menschen welchen Geschlechts auch immer diese Gefühlsverbindung möglich ist und geschieht. Solange sie die Befriedigung all ihrer Gefühlsbedürfnisse von dem einen Mann erwartet, dem einen Traumprinzen, solange kann sie keine wirklich neue Erfahrung machen, hat sie keinen Zugang zu sich selber, zu ihrer Weiblichkeit, zu ihrer eigenen Identität als sinnliche Frau, die die Welt körperlich, mit ihren Sinnen und ihrem Gefühl erfährt.

Gewalt ist für viele Frauen dann oft der einzige Schlüssel, mit dem diese verschlossene Tür der Gefühls- und Sinneswahrnehmung wieder, wenn auch schmerzvoll, geöffnet werden kann. Sie fühlen ansonsten einfach nichts. Sie haben sich ihre sinnliche Wahrnehmung selbst verboten, und was zu lange verboten war, schläft ein, erfriert oder stirbt.

Es gibt eine Vielzahl anderer Methoden, die Frauen entwickelt haben, um an ihr Gefühl zu kommen, doch zumeist sind sie sich gar nicht darüber im klaren, daß es sich dabei überhaupt um Versuche in dieser Richtung handelt. Daher kommt es auch, daß sie nie dieser Methoden überprüft haben, um herauszufinden, ob sie wirklich zum Ziel führen. Dazu bedarf es erst einmal einer bewußten Betrachtung.

Welche Frau kennt z.B. nicht dieses Gefühl: »Ach, es geht mir so schlecht, es geht mir so dreckig, ich armes Schwein, ich bedauernswerte Frau, wie soll ich bloß mit der Situation fertig werden? Ich schaffe es nicht, es ist zuviel. Es war schon immer so, und ich weiß nicht, wann und ob es sich je ändern wird. Alles ist so hoffnungslos. Hilf mir doch, ich kann nicht mehr, ich bin überfordert, ich leide unter meinen Launen und Gefühlen, meinem Ärger, unter der Unzulänglichkeit der anderen, da komm ich nie mehr raus. Ich schaffe es nicht alleine, was soll nur werden?« Und dieses Klagelied von Leid, Schmerz, Verzweiflung, Trauer und Selbstmitleid ist eine Methode der Frau, um an ihr Gefühl heranzukommen. Manche Frauen geraten über Trauer und Leiden regelrecht außer sich, d.h., sie bringen sich und ihren Körper dadurch in Ekstase. Nach dem Gefühlsausbruch ist der Hormonspiegel im Körper stark angestiegen, und das ist der Zweck dieser Methode: Körper, Geist und Seele in Ekstase zu versetzen. Nur ist es einer Frau nach so einem Gefühlsausbruch meist nicht möglich, diesen ekstatischen Zustand ohne Schuldgefühle zu genießen, weil sie auf einen Trümmerhaufen, ein Schlachtfeld voller Scherben zurückblickt, das sie selbst verursacht hat.

So ist es für eine Frau zuerst wichtig zu lernen, Lust von Schmerz, Kampf, Verboten und allen negativen Aspekten der Gefühlspalette zu trennen. Lust ist gut. Lust zu haben ist ein lebenswichtiges, grundlegendes emotionales Bedürfnis. Lust zu haben ist ebenso wichtig wie Essen und Trinken. Erst das Spiel, dann die Arbeit. Lust bekommt man geschenkt. Sie ist überreichlich vorhanden, und es ist genug für alle da. Lust zu haben ist wichtiger als Pflichterfüllung.

Eine Umkehrung der Paradigmen und das Neuerlernen einer kreativen, schöpferischen Lust sind daher dringend nötig. Denn die Lust der meisten Frauen ist destruktiv und erschöpft sich in der Kritik an und dem Kampf gegen die bestehenden Verhältnisse. Ihre emotionale Kreativität ist verloren gegangen.

Sinnlichkeit und Lust sind für eine Frau ein ganzkörperliches Ereignis, das sie durch die Haut wahrnimmt und im ganzen Körper spürt. Erst wenn sich der ganze Körper wohlfühlt, wird ihre Erregung auch genital. Für viele Frauen ist dabei das Herzgefühl wichtiger als die genitale Lust und Erregung. Dazu kommt, daß es eine bestimmte Zeit braucht, bis Lust und Erregung den Körper einer Frau und dann auch ihre Yoni anfüllt. Die Dauer hiervon kann sie selbst kaum beeinflussen. Sie ist meist wesentlich länger als die übliche Erregungsphase bei Männern, nämlich ca. 30 Minuten. Viele Frauen wissen das nicht und sind deshalb oft sehr ungeduldig mit sich selbst. Sie geben sich nicht die Zeit, die ihr Körper braucht, um seine Lust und sein Gefühl zu entfalten. Beim Erlernen von Lust und Orgasmus muß eine Frau also zunächst wissen, daß ihre Sinnlichkeit ganzkörperlich ist, und sich auch dementsprechend verhalten.

Stimulation beginnt also für eine Frau immer am ganzen Körper, beim Streicheln der Haut, bei einer zärtlichen Umarmung. Was für einen Mann die genitale Stimulation des Lingam ist, ist für eine Frau das Streicheln der Haut.

ÜBUNGEN

Löffelhaltung

Liege mit einem Partner Rücken an Bauch hintereinander. Schmiegt euch aneinander. Fühle seinen/ihren Körper, die Wärme, den Geruch und nimm die körperliche Nähe in dich auf. Mach diese Übung nackt, so daß du über deine Haut den ganzen Körper der anderen Person spüren kannst.

Ineinander verschlingen

Legt euch für diese Übung mit den Bauchseiten zueinander und verschlingt eure Körper mit Armen und Beinen ineinander. Wickelt die Beine umeinander und haltet euch an den Händen. Atme die Nähe des anderen ein und bleibe ohne Vereinigung für 30 Minuten ruhig so liegen. Konzentriere dich ganz auf die Wahrnehmung deines Atems. Danach könnt ihr eure Körper aneinander reiben, euch hin- und herrollen usw. Vereinigt euch aber nicht und unterlaßt auch alle anderen sexuellen Interaktionen.

Begriffsbestimmung

Für	verwende ich	folgendes Wort
Vagina		Yoni
Schamberg		Venushügel
Schamhaar		Yonihaar
Kitzler		Klitoris
Kitzlervorhaut		Kapuze
Kitzlereichel		Perle
Große Schamlippen		Große äußere Labien
Kleine Schamlippen		Kleine innere Labien
Scheideneingang		Yonieingang
Damm		Perinaeum
After		Anus
Gebärmutter		Gebärmutter
Gebärmutterhals		Gebärmutterhals
Gebärmuttermund		Muttermund
Musculus Pubocoggyceus		Beckenbodenmuskel
Jungfernhäutchen		Hymen

SINNLICHKEIT UND DIE SINNE

Die Schulung des weiblichen Orgasmus beginnt also zunächst gar nicht sexuell. Sie beginnt damit, daß die Frau zunächst ein Bewußtsein ihrer Bedürfnisse entwickelt, ein Gefühl für ihren Körper und was ihm guttut. Das Gefühl für den eigenen Körper und das Bewußtsein der eigenen Bedürfnisse entstehen aus den Wahrnehmungen der Sinne, aus der Sinnlichkeit per se. Zumeist sind aber die Sinne der Frau, was Lustgefühl, Spaß und Freude angeht, gar nicht erweckt, unbewußt, blind oder taub.

Bei der Entwicklung der weiblichen Lust beginnen wir daher zunächst damit, Bewußtsein in die Sinne zu bringen, zu fühlen, riechen, hören, sehen, schmecken. Wir erwecken diese Sinne neu und füllen sie mit dem Bewußtsein ihrer Lustfähigkeit an, denn Bewußtsein und Wahrnehmung sind das, was Lust macht - eine reife und ganzheitliche, ganzkörperliche Lust. Ganzkörperlich gefühlte Lust und Sinnlichkeit sind für eine Frau eine *Geburt nach oben.*

Das Aufsteigen der Lebens-Lust-Energie ist für eine Frau nicht nur lustvoll-leicht, sondern auch heftig, aufreibend, pressend oder traurig. Wenn sie mit sich selbst in Kontakt kommt, mit ihrer eigenen Energie, Kraft und Stärke, sind alle Gefühle vermischt, von Lust über Wut bis hin zu Trauer. Das ist es auch, wovor eine Frau Angst hat - vor ihrer eigenen Kraft und deren schwer kontrollierbaren Aspekten. Und deswegen versagt sie sich nur allzu oft ihr Gefühl und ihre Lust: aus Angst, nicht mit der Heftigkeit ihrer Gefühle umgehen zu können, und aus der Erfahrung heraus, daß es kaum Männer gibt, die fähig und willens sind, einer kraftvollen, wilden und selbständigen Frau zu begegnen.

Deshalb ist es im Orgasmustraining für Frauen so wichtig, daß sie den Umgang mit sich selber, ihrem eigenen Körper und ihren eigenen Gefühlen erlernen. Es bedeutet, Kenntnis vom eigenen Körper zu haben, um so Vertrauen in die eigenen Gefühle und ihren Ablauf zu entwickeln. Es bedeutet vor allem auch, Vertrauen und Selbstsicherheit in bezug auf die »Lenkung«, die Orientierung des eigenen Gefühls zu entwickeln. Mehrere Jahrtausende einer patriarchalischen Kultur haben die Frauen der eigenen Lenkung und Orientierung beraubt, ihres Wissens um die eigenen Körpergeschehnisse. Und das, um sie für die Belange von Erfolg, Rationalität, Reichtum und Macht verfügbar zu machen. Nur eine unbefriedigte Frau, die mit ihrer Lust nicht in Kontakt ist, ist verfügbar für irgend jemandes Belange. Durch die Trennung von Herz und Sex, von Lust und »normalem Leben« wird ihr Leben eine stetige Pflichterfüllung, in dem der Mann entscheidet, was gut und schlecht, richtig und falsch ist.

Angesichts dieser anachronistischen Prägung, die uns in der einen oder anderen Form von unseren Müttern und Großmüttern überliefert worden ist, darf es dich nicht wundern, wenn deine Lernschritte nicht so schnell vonstatten gehen, wie du es dir vielleicht wünschst, oder wenn sich anfangs scheinbar gar nichts oder sogar Gegenteiliges tut. Nimm es so, wie es ist, und ärgere dich nicht. Wir können unsere eigene und kollektive Geschichte nicht ungeschehen machen. Wir können allerdings im Jetzt einen anderen Weg gehen, jetzt anders und frei handeln. Unter Umständen kann alles auch ganz schnell gehen. Der Kontakt zu deinem Gefühl kann von einem Moment auf den anderen zustandekommen. Deshalb ist es für eine Frau besonders wichtig, Augen, Ohren, Nase, Mund und Wahrnehmung für alles zu öffnen, was um sie herum und in ihr passiert, und so frei und lustvoll wie möglich zu sein. Beginnen wir also mit dem ersten Sinn, dem Fühlen über die Haut.

Selbstliebe

Stelle sicher, daß der Raum, in dem du die nächsten 45 Minuten verbringen willst, warm ist und du dich auch nackt darin wohlfühlst. Lasse Musik laufen, die du besonders gerne magst, die dein Herzgefühl anspricht und in dir das Gefühl von Verliebtsein (bzw. eine Erinnerung daran) hervorruft. Lege dich dann nackt auf den Boden oder auf dein Bett. Bedenke, daß du ca. 2 x 2 m Platz brauchst.

Beginne, deinen Körper sanft zu streicheln, überall dort, wo du es willst. Fahre mit den Händen in langen Strichen über den Körper. Berühre auch immer wieder deine Yoni. Spanne deine Muskeln, z.B. die der Beine, an, wenn du über sie streichst, und entspanne sie dann wieder. Bewege deinen ganzen Körper zum Rhythmus der Musik. Du kannst auch deinen Kopf hin und her werfen oder mit den Beinen strampeln. Gut ist auch, wenn du dich mit den Füßen gegen etwas stemmen kannst, wie z.B. gegen eine Wand.

Vielleicht prellst du auch dein Becken sanft gegen den Boden oder gegen das Bett. Erzeuge so eine Vibration in deinem Körper, die du mit deinem Atem unterstützt. Atme so, daß du das Gefühl hast, du würdest mit dem Atem innerlich etwas entlang der Wirbelsäule im Körper hochziehen, das Gefühl, den Atem selbst vom Becken nach oben hochziehen. Setze deine Gefühle auch in Laute und Töne um, die deine Lust dabei unterstützen, sich in neuen Formen auszudrücken und sich dir zu offenbaren.

Nach 30 Minuten, in denen du auch immer wieder deine Yoni gestreichelt hast, ohne sie dabei direkt zu stimulieren, liege nun für 5 Minuten einfach ruhig da. Fühle das Kribbeln in deinem Körper. Werde still, während deine Hand auf deiner Yoni ruht, ein Finger an der Klitoris und einer, der Mittelfinger, zwischen den leicht geöffneten Schamlippen. Beginne nun, deine Yoni mit der einen Hand zu streicheln und mit ihr zu spielen, während du mit deiner Aufmerksamkeit im ganzen Körper bleibst und mit der anderen Hand weiter über deinen Körper streichst. Mache das für weitere 10 Minuten. Danach liege für ein paar Minuten ganz still da, mit der einen Hand an deiner Yoni und der anderen an einem anderen Körperteil, und lenke deinen Atem sanft durch deinen Körper.

Beende die Übung ohne jeden Streß und ohne Hektik. Ziehe dir nach der Übung etwas Leichtes an, worin du dich wohlfühlst und schön findest und das sich auf deiner Haut gut anfühlt.

Fühlen *Ich bin*

Das Fühlen über die Haut ist immer etwas, das mit anderen Menschen zu tun hat, mit Berühren und Berührtwerden. Ohne Berührung gibt es kein Gefühl. Wenn du nicht berührt wirst, fühlst du dich nicht. Ein Säugling erfährt das durch die Berührungen seiner Eltern und Bezugspersonen; wenn ihm niemand körperlich nah ist, er nicht berührt oder angefaßt wird, kann er nicht verstehen, daß sich jemand um ihn kümmert, und auch sich selbst nicht wahrnehmen. Das Bedürfnis nach Berührung ist also primär ein Bedürfnis danach, sich selbst wahrzunehmen, zu fühlen, daß *ich bin*.

Lege dich auf dein Bett oder auf den Boden, schließe deine Augen, atme flach und berühre dich nicht. Beobachte jetzt, was du fühlst und wo in deinem Körper du dich jetzt fühlst. Dann setze dich auf, laß die Augen geschlossen, atme weiterhin flach und beobachte wieder dein Gefühl im Körper und auf der Haut. Wo und wie fühlst du dich jetzt?

Danach liege mit einem Partner (Mann oder Frau) in der Löffelhaltung, d.h. auf der Seite, Rücken an Bauch. Atme jetzt tief und voll, schmiege dich dicht an den Körper deines Partners, so daß du ihn deutlich am Bauch oder am Rücken fühlen kannst, und beobachte nun dein Gefühl. Wie und wo fühlst du dich jetzt? Setzt euch nun auf, mit geschlossenen Augen dicht aneinander geschmiegt, und streichelt euch am ganzen Körper mit langen Strichen und großflächigen Berührungen. Beobachte wieder dein Gefühl, vor allem an und auf der Haut. Wie und wo fühlst du dich?

Du wirst feststellen: Je mehr du berührt wirst, um so mehr Gefühl entwickelst du, um so intensiver und deutlicher kannst du dich selbst wahrnehmen und fühlen, daß du bist. Du wirst auch bemerken, daß du, wenn du nicht berührt wirst, nur als Vorstellung von dir und deinem Körper existent bist, gewissermaßen als Idee eines Gefühls, nicht aber als das tatsächliche, das wirkliche Gefühl, das du selbst bist.

Aus diesem Grund sind in der Entwicklung und Bewußtmachung des Tastsinns beide Pole wichtig, die Berührung durch dich selbst als auch das Berührtwerden durch andere. Genauso spielt das Berühren einer anderen Person eine Rolle, das Wissen, wie du berühren kannst, wie ein angenehmes Gefühl entsteht. Dieses Wissen erhältst du, indem du dein eigenes Gefühl und deinen eigenen Körper kennenlernst.

Es gehört Vertrauen dazu, sich von anderen Menschen berühren zu lassen und die Nähe zuzulassen, die durch die Berührung entsteht. Vertrauen auch darin, daß der Partner, dem du dich hingibst und öffnest, in dessen Gegenwart du dein Gefühl zuläßt und somit verletzlich wirst, mit dir und deinem Gefühl sensibel und verantwortungsbewußt umgeht. Frauen haben allerdings oft die Erfahrung gemacht, nicht verstanden, aufgefangen und angenommen zu werden, sondern gerade dann, wenn sie sich geöffnet haben, alleingelassen zu werden. Im Moment intensiven Gefühls ist für Frauen schon eine kleine Unaufmerksamkeit oder Unachtsamkeit Grund genug, um sich unverstanden und alleingelassen zu fühlen.

Je mehr du dir selbst vertraust und weißt, was du willst und brauchst, um so häufiger wird dir deine Umwelt auch in entsprechender Weise begegnen.

Eine Blume öffnen

Dies ist eine Übung, die du mit einem oder mehreren Partnern machen kannst. Wenn ich in den Übungen von Partner spreche, dann meine ich damit nicht ausschließlich und unbedingt einen Mann. Wir haben die Erfahrung gemacht, daß es für eine Frau oft schöner, angenehmer und auch günstiger sein kann, eine Frau als Übungspartnerin zu haben.

Du kannst die Übung angezogen oder nackt machen; entscheide selbst, was angenehmer für dich ist. Richte die Raumtemperatur so ein, daß du dich wohl und warm fühlst. Decke dich aber nicht mit einer Decke oder ähnlichem zu. Wähle dann eine sanfte Musik, vielleicht Naturgeräusche mit Vogelstimmen und Wasserplätschern.

Lege dich dann zusammengekauert wie ein Embryo im Mutterleib oder wie eine noch geschlossene Blüte hin. Kauere dich dazu ganz auf dem Boden oder auf dem Bett zusammen und stelle dir vor, du seist eine Blume, die langsam und sanft von jemandem geöffnet wird, Stück für Stück, Blütenblatt für Blütenblatt, ganz behutsam und sanft. Deine Partner stellen sich genau dasselbe vor, während sie diese Übung mit dir machen. Du bist eine Blüte, die sie sanft und behutsam öffnen.

Wenn du mit mehreren Partnern übst, agiert immer nur einer zur gleichen Zeit. Deine Partner beginnen jetzt, deine zusammengekauerte Haltung zu öffnen, indem sie ein Körperteil nach dem anderen anfassen und lockern, vielleicht einmal darüberstreichen, bis dein Körper ganz ausgestreckt auf dem Boden liegt. Du bleibst während der ganzen Übung passiv, d.h., du machst nichts von dir aus, du läßt

Berührungen und Bewegungen einfach geschehen. Achte dabei genau auf dein Gefühl, sei es angenehm oder unangenehm. Beobachte auch, ob in dir irgendwelche Widerstände auftreten, aber leiste keinen körperlichen Widerstand.

Deine Partner sollten darauf achten, Bewegungen immer nur soweit auszuführen, wie es dein Körper leicht und ohne Widerstand erlaubt. Das Öffnen soll ohne Gewalt geschehen, es ist keine Kraftanstrengung dazu nötig. Es geht nicht um ein gewaltsames Aufbrechen, sondern um ein sanftes Öffnen, das wie von selbst geschieht. Laßt euch für die Übung mindestens 30 Minuten Zeit. Mache die Übung zu einem späteren Zeitpunkt auch als Aktive; dies schult die Behutsamkeit in der Berührung und im Umgang miteinander.

Riechen, Geruch und der Geruchssinn

Als nächstes wenden wir uns nun dem Geruchssinn und seiner Entwicklung zu. Der Geruch spielt für Frauen eine große Rolle, sowohl in ihrer Lust, ihrer sexuellen Erregung, ihrem gefühlsmäßigen Befinden als auch in Fragen von Sympathie oder Antipathie. Die Entscheidung, ob ein Mann ein möglicher Sexual- oder Beziehungspartner für sie sein kann oder nicht, fällt bei einer Frau oft im ersten Moment der Begegnung, nämlich wenn sie ihn gerochen hat.

Das Geruchsempfinden ist eine frühkindliche Prägung, und schon Babys erkennen ihre Mutter an ihrem Geruch (und natürlich auch an anderen Merkmalen). Die Bedeutung des Geruchssinns und der Gerüche ist dabei größer, als wir gemeinhin annehmen. So kann ein bestimmter Geruch in uns ein ganz bestimmtes Gefühl, z.B. Erregung oder Ablehnung auslösen, und umgekehrt ist es die psychische Situation eines Menschen, die in seinem Körpergeruch Ausdruck findet. Ein Mensch, der unter Streß steht oder sich in einer Angstsituation befindet, hat meist einen charakteristischen, beißenden Körpergeruch. Eine Frau, die sexuell erregt ist, produziert auch einen speziellen Körpergeruch, der wiederum stark stimulierend ist.

Andererseits ist der Körpergeruch - egal, ob es nun der eigene oder der von anderen Menschen ist - einem starken Tabu unterworfen. Wer weiß schon, wie ein anderer Mensch unter den Achselhöhlen oder in den Schambeugen riecht? Deodorantien, Seife, Shampoos, Parfums etc. dienen allzu oft dazu, den eigenen Körpergeruch zu "verduften", unkenntlich zu machen. Die Wahrnehmung über das Riechen ist jedoch essentiell, denn sie sagt uns etwas über unsere eigene und die Befindlichkeit einer anderen Person. Dies soll uns aber nicht zu Pauschalurteilen über Kosmetika und Geruchsstoffe verführen; immerhin können durch künstliche und natürliche Gerüche Lust, Lebensfreude und Genuß stimuliert und manipuliert werden (Aromatherapie, sinnliche Düfte, heilende Essenzen etc.).

Hierzu eine Übung: Du benötigst dazu einen Raum, den du vorher möglichst gut lüftest. Am günstigsten ist es, wenn du dich einen halben Tag vorher nicht mit Shampoo gewaschen und dich nicht mit Parfum eingeduftet hast. Ziehe dich nun aus und versuche, deinen eigenen Geruch zu riechen, auch unter den Achselhöhlen, an den Füßen und zwischen den Beinen. Den Geruch deiner Yoni kannst du feststellen, indem du einen Finger in sie steckst und dann daran riechst. Du wirst feststellen, daß es gar nicht so einfach ist, dich selber zu erriechen, denn du befindest dich ja ständig in deiner eigenen Duftwolke.

Danach kannst du den zweiten Teil der Übung folgen lassen, zu dem du einen Partner bzw. eine Partnerin brauchst. Nehmt euch dazu eine halbe Stunde Zeit, eine Viertelstunde für jeden. Macht aus, wer damit beginnt, den anderen zu beriechen, bzw. wer sich zuerst von wem beschnüffeln läßt. Rieche überall am Körper deines Partners und laß dich selbst überall beriechen, in den Haaren, an den Ohren, unter den Achseln, am Hals, Mund, Brust, Bauch, Yoni,

Anus, Füße und Beine. Wenn du diese Übung an einer anderen Person machst, achte genau auf ihre Reaktion, ob es ihr angenehm oder unangenehm ist, so beschnüffelt zu werden. Gehe mit deiner Nase nur dorthin, wo sie es mit gutem Gefühl zulassen kann. Zum Schluß, nachdem ihr die Rollen gewechselt habt, setzt euch mit übereinander verschränkten Beinen dicht voreinander hin und nehmt mit geschlossenen Augen für die Dauer von 10 Minuten ruhig den Geruch der anderen Person wahr.

Erregender Duft

Für Frauen sind Körperpflege und Kosmetik erotische und erotisierende Handlungen. Eine wirkungsvolle und angenehme Verbindung dieser Elemente zur Luststeigerung ist daher z.B. eine hautpflegende und regenerierende Gesichtsmaske, die mit aphrodisischen Düften kombiniert wird. Anregende und betörende Düfte können sich besonders im Gesicht gut entfalten und von der Nase direkt aufgenommen werden, während die Maske die Haut angenehm erwärmt. Eine anschließende Gesichtsmassage mit einem Spezialöl (siehe unten) wirkt zudem anregend und erregend auf den ganzen Körper sowie auf den Gefühls- und Hormonhaushalt. Lasse die Gesichtsmaske für ca. 20 Minuten einwirken und erneuere immer wieder die heißen Tücher, mit denen du das Gesicht bedeckst. Für die Massage nimm dir ebenfalls 20 Minuten Zeit. (Zur Gesichtsmassage siehe auch das Buch *Berühre mich* von *Andro.*)

Spezialöl für die Gesichtsmassage:
Nimm 10 ml reines Mandel- oder Jojobaöl als Grundlage. Füge diesem 1 Tropfen Ambra, 3 Tropfen Sandelholz und 2 Tropfen Ylang-Ylang hinzu.

Hören, das Gehör und der Gehörsinn

Es ist in unserer Gesellschaft recht selten, Äußerungen der Lust von anderen Menschen zu hören; vielen ist das sogar unangenehm. Besonders Frauen war es lange Zeit untersagt, ihre Lust laut zu äußern, und auch heute noch richten sich die meisten Frauen weiterhin nach den gesellschaftlichen Erwartungen. Lust geht aber nicht unbedingt mit Pflichterfüllung einher, und dennoch ist es gerade das, was alle Frauen von klein auf gelernt haben: Pflichterfüllung ohne Lust an ihrem eigenen Tun. Jungen ist es viel eher erlaubt zu tun, wonach ihnen der Sinn steht; Mädchen haben brav, artig und ruhig zu sein.

Es ist aber unbedingt nötig zu sagen, wozu du Lust hast; es ist im buchstäblichen Sinne eine Äußerung deiner Lust. Genauso verhält es sich mit nonverbalen Äußerungen, mit denen Lust laut kundgetan wird. Beide Formen sind für ein freies und erfüllendes Lustempfinden unbedingt nötig. Dabei ist die direkte Lautäußerung im Moment des Lustgefühls die am stärksten tabuisierte Form. Zumeist haben wir keinerlei Erfahrung damit, wie sich die Lust einer Frau anhört, wenn sie wirklich ekstatisch ist. Was wir allenfalls kennen, ist das Gestöhne und Gejauchze in Pornofilmen, in denen die Darstellerinnen meist gar keine Lust empfinden. Meist handelt es sich um schlechte Schauspielerinnen, und die Pornos sind zudem fast immer nachträglich synchronisiert, ganz den kopflastigen Vorstellungen eines ans Geldverdienen denkenden Produzenten entsprechend. Woher sollen Frauen also wissen, wie sich weibliche Lust wirklich anhört? Oder woher sollen sie wissen, wie die Laute von Lust und Schmerz zu unterscheiden sind? Natürlich hätten sie es als Mädchen von ihren Müttern lernen können, aber die sind nur in den seltensten Fällen eine Hilfe.

Kommt eine Frau dennoch einmal in die Situation, die Lust einer anderen Frau zu erleben, ist sie meist zutiefst irritiert und ergreift die Flucht. Oft wird das dann von ihr selbst und anderen als Eifersucht gedeutet, während es sich in Wirklichkeit um eine Verunsicherung aufgrund totaler Unkenntnis handelt. Das Hören spielt dabei eine entscheidende Rolle, denn Töne und Stimmen sind direkte Äußerungen des Gefühls. Sie kommen aus dem Bauch, dem Zentrum der Energie, und treffen eine andere Person auch direkt an dieser Stelle. Der Bauch ist zudem das Zentrum, von wo aus unsere impulsiven und intuitiven Handlungen gelenkt werden.

Ist es einer Frau nicht möglich, die Freude, Lust und Erregung einer anderen Person und besonders einer anderen Frau zu hören, fehlt ihr ein ganz entscheidender Teil ihrer Gefühlswahrnehmung. Immerhin lernen wir durch Nachahmung und nehmen die andere Person als Korrelativ, Vergleich und Stimulans. Vom Gefühl der anderen abgeschnitten zu sein heißt, keine Kenntnis über das eigene Gefühl zu erlangen, denn wir erfahren uns erst im Kontakt mit und im Spiegel der anderen.

Über die Stimme haben wir direkten Zugang zum Gefühl, zu unserem eigenen und zu dem der anderen. Mit Hilfe der Stimme ist es möglich, Erlaubnisse oder Verbote zu erteilen. Die Stimme unserer Eltern ist uns meist nur reglementierend und verbietend in Erinnerung, besonders in bezug auf Lust und sinnliche Freiheit. Für das körperlich verstandene Gefühl von *Ich darf Lust haben; Lust ist erlaubt, schön und in Ordnung* ist es also wichtig, Lust erst einmal zu hören und selbst Lust in Stimme und Worten zu äußern. Das schafft dann die Erlaubnis zur Lust aus sich selbst heraus. Für eine Frau ist es dabei von besonderer Wichtigkeit, eine Frau in ihrer Lust zu hören, denn zum einen waren ihre Mütter meist asexuelle oder sexuell unfreie Mütter, und zum anderen kann eine Frau, wie schon erwähnt, die Kenntnis darüber, wie Lust, Freude, Sinnlichkeit, Erregung und Orgasmus für den weiblichen Körper funktionieren und geschehen, nur von einer Frau erfahren und erlernen.

Eine Übung hierzu: Begib dich zunächst auf die Suche nach Lustäußerungen in Wort, Stimme, Ton und Gesang, die dir gefallen, z.B. Lieder, in denen kraft- und lustvolle Schreie, Stöhnen, etc. vorkommen. Lege dir eine Sammlung davon an.

Nimm dann deine eigene Lust auf Cassette oder Tonband auf. Es gibt zwei Möglichkeiten: Die eine ist, dich direkt bei der Vereinigung mit einem Partner oder bei der Selbstlust aufzunehmen. Schalte das Aufnahmegerät vorher an, so daß du dich währenddessen nicht mehr darum kümmern mußt. Die andere Möglichkeit ist, daß du dich mit Hilfe der Erinnerung in einen Zustand der Lust versetzt und deine eigenen Lustäußerungen imitierst. Insgesamt sollten ca. 30 Minuten Aufnahme zusammenkommen. Höre dir dann zu einem anderen Zeitpunkt deine Aufnahme an.

Beim ersten Mal höre sie dir an, ohne etwas zu tun. Lege dich beim Anhören einfach nur bequem hin. Beim zweiten Mal mache während des Hörens eine der im folgenden beschriebenen Übungen (z.B. »Beckenprellen«). Beim dritten Mal mache dir während dem Hören selber Lust, stimuliere dich eine halbe Stunde lang. Beim vierten Mal höre sie dir während des Liebesspiels mit deinem Partner an. Für das fünfte Mal verabrede dich mit einer oder mehreren Freundinnen, die zuvor auch ihre lustvolle Stimme auf Cassette aufgenommen haben (ebenfalls je 30 Minuten), und hört euch die Aufnahmen gemeinsam an.

Sehen

Mache hierzu die Übung »Yoni anschauen« und den ersten Teil der Übung »Selbstlust«, wobei du nur den Körper anschauen und wahrnehmen solltest. Eine andere gute Übung hierzu ist es, dir selber im Spiegel in die Augen zu schauen.

Schmecken

Wähle dir dazu eine Frucht aus, die du sehr gerne ißt. Während du sie langsam und genüßlich verspeist, berühre dich an deiner Yoni und stimuliere dich selbst. Stelle dabei in deiner Vorstellung eine innere Verbindung zwischen Yoni und Mund her. Diese Verbindung gibt es tatsächlich. In der indischen Chakralehre ist sie als *ida- und pingala-nadi* bekannt. Sie verläuft in deiner Körpermitte, von der Oberlippe zur Klitoris.

DAS EIGENE GESCHLECHT KENNENLERNEN

Eine sehr wichtige Voraussetzung für die eigene Lustfähigkeit ist die Kenntnis des eigenen Körpers und des eigenen Geschlechts. Das gilt gleichermaßen für Mann und Frau. Kenntnis bedeutet zu wissen, wie etwas funktioniert, und Kenntnis erlangt man durch Begegnung und Erfahrung, durch Sehen, Wahrnehmen und Handeln.

Frauen fällt es meist schwerer als Männern, Kenntnis über das eigene Geschlecht zu erlangen; de facto ist es so, daß Frauen zumeist nicht wissen, wie ihre Yoni aussieht, denn für sie ist es rein anatomisch nicht leicht, ihre Yoni zu sehen und zu betrachten. Es gibt dazu schlichtweg weniger Gelegenheit als für Männer, die ihren Lingam mehrmals täglich sehen und in die Hand nehmen, wie z.B. beim Wasserlassen. Durch Sehen und Berühren entsteht Bewußtsein über und mit ihrem Lingam.

Wir können auch den Vergleich mit den Männern weglassen und schlicht feststellen, daß Frauen ihre Yoni an vielen Tagen überhaupt nicht sehen oder direkt berühren, weil es dazu keine Notwendigkeit und Gelegenheit gibt. Beim Pinkeln ist es für eine Frau nicht notwendig, sie anzufassen, und sehen kann sie sie dabei - zumindest ohne Hilfsmittel - ohnehin nicht.

Um als Frau im Körper Lust zu fühlen, ist es jedoch unumgänglich, daß sie ihr primäres Lustorgan kennt und weiß, wie es aussieht, sich anfühlt und wie es überhaupt »funktioniert«. Und es ist ebenso wichtig, das Geschlecht wertfrei zu betrachten, frei von Tabuisierungen, Verboten und Einschränkungen.

Yoni anschauen

Für diese Übung benötigst du eine Spiegelkachel oder einen großen Handspiegel. Entkleide dich ganz und nimm eine Sitzposition ein, in der du deine Yoni gut sehen kannst, wenn du den Spiegel unter dich hältst. Sorge für ausreichend gute Beleuchtung, so daß du dein Geschlecht ganz genau sehen kannst. Nimm dir mindestens eine Viertelstunde Zeit, deine Yoni im Spiegel zu betrachten, ihre Behaarung, die großen und kleinen Labien, das Perinaeum, den Anus sowie die Klitoris mit Kapuze. Öffne nun die kleinen Labien, indem du sie mit den Fingern leicht auseinanderziehst, und betrachte die innere Haut der Labien. Schiebe auch die Kapuze der Klitoris zurück, so daß die Perle zum Vorschein kommt. Ziehe mit vier Fingern den Eingang deiner Yoni etwas auseinander, so daß du ein wenig in die Öffnung hineinschauen kannst. Am Eingang siehst du vielleicht kleine, unterschiedlich geformte und große Hautfetzchen; das sind die Reste des Hymens. Schau, welche Farbe die Haut von außen hat. Hast du viele Haare? Und welche Farbe haben sie? Sind deine kleinen Labien groß, größer als die »großen« äußeren? Betrachte auch das Häutchen am hinteren Ende der Yoniöffnung und befühle es. Fasse auch mit einem Finger an und in deine Yoni. Ist sie feucht oder trocken? Gibt es dort Schleim? Wenn ja, welche Farbe hat er? Berieche auch den Geruch deiner Yoni an deinem Finger; nimm den Finger in den Mund und schmecke den Geschmack deines Schleims.

Viele Frauen sind verunsichert, wenn sie zum erstenmal ihr Geschlecht anschauen und etwas daran bemerken, wovon sie vorher noch nicht wußten, daß es überhaupt existiert. Mädchen, die von ihren Eltern nicht aufgeklärt wurden, sind erschrocken und verunsichert, wenn sie in der Pubertät feststellen, daß aus ihrer Yoni etwas herauswächst. Sie denken, das sei nicht normal, ihnen würde z.B. ein Penis wachsen. Während der sexuellen Reifung wachsen die inneren Labien, die bei einem Mädchen von den äußeren bedeckt sind, und treten zwischen den äußeren Labien hervor. Auch darüber, daß die kleinen Hautfetzchen am Eingang der Yoni Reste des Hymens sind, wissen die meisten Frauen nichts.

Reinigung und Pflege der Yoni

Zur weiblichen Sexualhygiene gehört das Waschen der Geschlechtsteile Yoni und Anus, morgens und abends sowie nach jedem Pinkeln und Scheißen. Beachte dabei, daß du zuerst die Yoni und dann den Anus wäschst. Die Bakterienflora der Yoni schadet dem Anus nicht, umgekehrt aber kannst du dich mit Anaerobia in der Yoni infizieren, denn diese Bakterien sind im Kot immer vorhanden.

Wasche dich immer nur mit warmem Wasser ohne Zusätze, verwende auch keinerlei Deodorantien. Achte beim Waschen der Yoni darauf, sie sowohl von außen zu waschen als auch die Labien zu öffnen und sie von innen zu reinigen. Gehe dabei mit einem oder zwei Fingern bis zu einem Fingerglied tief in die Yoni hinein. Wichtig ist auch, die Kapuze der Klitoris hin und her zu bewegen und zu schauen, ob sich Hautrückstände abgelagert haben oder Smegma gebildet hat, da dies zu Entzündungen führen kann.

Für gelegentliche Yoni-Spülungen (höchstens einmal in zwei Wochen) verwende einen Gummiballon für Vaginalspülungen (erhältlich in der Apotheke) und lauwarmes Wasser, in das du einige Spritzer Zitronensaft oder 1 Tropfen Lavendelöl und 1 Tropfen Tea-Tree mischen kannst. Dies dient zur inneren Reinigung der Yoni. Zur Unterstützung und Erhaltung der Vaginalflora ist es gut, einmal pro Woche einen Teelöffel Joghurt in die Yoni einzuführen. Das fördert die Milchsäurebildung und erhält den natürlichen pH-Wert der Yoni. (Genausogut kannst du natürlich in der Apotheke erhältliche Vaginaltabletten wie Döderlein-med oder Vagiflor verwenden, die Milchsäure enthalten.)

Zur Hygiene der weiblichen Geschlechtsorgane gehören Orgasmus und sexuelle Aktivität grundlegend dazu. Sexuelle Lust bringt Kreislauf und Stoffwechsel in Schwung und reguliert die Hormon- und Schleimproduktion. Die Genitalien werden stark durchblutet, und beim Orgasmus tritt mit den Kontraktionen der Beckenbodenmuskulatur Schleim aus. Alte Schleimhaut und Schleim werden mit »herausgespült«. Durch die sexuelle Aktivität werden die Schleimdrüsen durch Hormone angeregt, mehr Schleim zu produzieren, so daß sich bei erhöhter sexueller Aktivität keinerlei Ablagerungen im Körper bilden, da dieser sich ständig selber reinigt.

Selbstuntersuchung

Selbstbestimmung heißt, dich selbst zu kennen und auch zu erkennen, was mit dir und deinem Körper los ist. Für viele Frauen ist immer noch der Arzt, der Gynäkologe (zumeist ein Mann) der einzige, der genau über ihren Unterleib Bescheid weiß und dessen Aussagen sie unbesehen und ohne aktive Beteiligung an der Untersuchung Glauben schenken. Das Innere der Yoni zu kennen ist aber genauso wichtig wie ihre äußere Erscheinung. Die eigene Yoni von innen zu sehen gibt sowohl Auskunft über den Gesundheitszustand der Schleimhaut (starke Rötungen sind meist Zeichen für eine Infektion) und der Yoniflora als auch über den Zyklustag, an dem du dich befindest.

Für die Selbstuntersuchung benötigst du ein Spekulum (am besten aus Plastik, erhältlich in der Apotheke, in Frauenselbsthilfezentren oder bei Pro Familia) sowie einen Spiegel und eine Taschenlampe.

Günstig ist es, diese Übung zusammen mit einer Partnerin bzw. einem Partner zu machen, der dir den Spiegel hält und mit der Taschenlampe leuchtet. Setze dich aufrecht mit ausgebreiteten Beinen hin. Der Partner setzt sich mit dem Spiegel zwischen deine geöffneten Beine, so daß du deine Yoni sehen kannst. Wenn du alleine bist, stelle den Spiegel aufrecht gegen ein Kissen oder ähnliches.

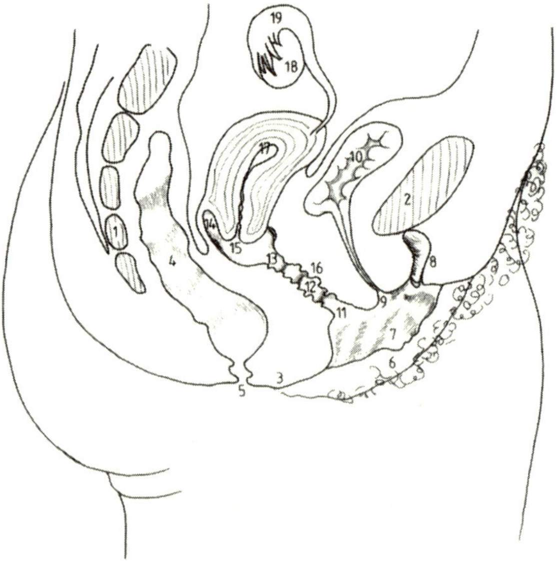

1) Wirbelsäule
2) Schambein
3) Damm (Perinaeum)
4) Mastdarm
5) Anus
6) Große Schamlippen
7) Kleine Schamlippen
8) Klitoris
9) Blasenöffnung
10) Harnblase
11) Scheideneingang
12) Vagina (Scheide)
13) Vorderes Scheidengewölbe
14) Hinteres Scheidengewölbe
15) Muttermund
16) G-Punkt
17) Gebärmutter
18) Eierstock
19) Eileiter

Wichtig ist, daß du das Spekulum nach jeder Benutzung sorgfältig reinigst. Verwende dafür heißes Wasser mit einigen Tropfen Lavendelöl und bewahre es in einem Beutelchen auf. Führe das Spekulum, eventuell mit etwas Öl oder Gleitgel angefeuchtet, mit dem Griff seitlich gedreht in deine Yoni ein und drehe dann den Griff nach oben in Richtung deines Gesichts. Leuchte jetzt mit der Taschenlampe in die Öffnung des Spekulums hinein, bzw. bitte deinen Partner, dies zu tun. Öffne dann langsam den Schnabel des Spekulums, so daß am hinteren Ende Gebärmutterhals und Muttermund sichtbar werden. Nicht immer sind sie gleich »im Bild«; es ist dann oft hilfreich zu husten, was sie meist dazu veranlaßt, ins Blickfeld zu rutschen. Der Gebärmutterhals mit Muttermund sieht aus wie eine große Kirsche mit einer Vertiefung (Loch oder Schlitz) in der Mitte. Farbe und Form können von Frau zu Frau unterschiedlich sein; die Farbe ändert sich aber auch entsprechend der Befindlichkeit und des Zyklustages. Ebenso verhält es sich mit dem Muttermund, der Öffnung selber: Zur Mitte des Zyklus, zum Eisprung hin, ist die Öffnung z.B. größer.

Betrachte auch die Wände deiner Yoni. Sind sie geriffelt oder glatt? Welche Farbe haben sie? Um festzustellen, ob in deiner Yoni »alles in Ordnung« ist, ist es notwendig, daß du sie regelmäßig von innen und von außen anschaust, befühlst, beriechst und beschmeckst, denn nur so kannst du eine Veränderung, eine Abweichung vom Normalzustand bemerken.

Wenn du diese Übung zum ersten Mal machst, ist es ratsam, eine Frau dabeizuhaben, die weiß, wie sie geht, weil es sonst eventuell passieren kann, daß du dich z.B. beim Herausziehen des Spekulums einklemmst (Ziehe das Spekulum immer nur in geöffnetem Zustand heraus!) oder gar nicht siehst, wo Gebärmutterhals und Muttermund sind bzw. diese gar nicht erst erkennst. Eine Anleitung zur Selbstuntersuchung wird in vielen Frauenzentren und Frauengesundheitszentren als ein- oder zweitägiger Kurs angeboten.

Die Yoni von innen erforschen und ertasten - Der G-Punkt

Die weibliche Lust wird genital nicht nur durch die Erregung der stark innervierten Klitoris bestimmt, sondern sie ist an den gesamten Beckenbodenmuskel gekoppelt, dessen Enden bis in die Klitoris hineinreichen. Auch die Muskulatur in der Yoni ist je nach Ausbildung und Training unterschiedlich reiz- und erregungsempfindlich; darüber hinaus ist sie an einigen Stellen sensibler als an anderen.

Ob und wie eine Frau Erregung und Lust in ihrer Yoni spürt, hängt zum größten Teil von ihrer muskulären Aktivität ab, davon, ob sie während des Stimulierens und während der Vereinigung Kontraktionen mit Beckenbodenmuskulatur, Yoni und Perinaeum/Anus macht und wie kräftig sie diese machen kann. Je mehr Bewußtheit, bewußte Ausübung und Kraft in dieser inneren Bewegung ist, um so mehr Lust kann stattfinden. Der Orgasmus ist dann die unwillkürliche Fortsetzung der Kontraktionen, die zuvor lange genug willentlich eingeleitet und ausgeübt wurden. Deshalb sind Kontraktionsübungen von so entscheidender Wichtigkeit. Sie werden an späterer Stelle erläutert.

Die beiden anderen lustspendenden »Faktoren« innerhalb der Yoni sind der G-Punkt und der Muttermund/Gebärmutterhals. Beide Körperstellen verursachen bei erstmaliger Berührung ein eher fremdartiges, unbekanntes, wenn nicht sogar unangenehmes Gefühl. Für viele Frauen ist nach eigenen Aussagen die Berührung des Lingam am Muttermund sogar eine schmerzhafte Erfahrung. Das Gefühl am G-Punkt ist bei erstmaligem Ertasten oft ein Gefühl ähnlich dem des Harndrangs.

Eine Übung hierzu: Führe einen oder zwei Finger in deine Yoni ein (die Fingernägel sollten kurz geschnitten sein) und ertaste ihren Innenraum. Sie ist kein »gähnendes, ständig offenes Loch«, sondern eher wie ein Schlauch, dessen Oberseite auf der Unterseite liegt und der sich öffnet, wenn etwas eindringt. Die Yoni öffnet sich entsprechend der Größe des Eindringenden (Finger, Dildo, Lingam). Sie ist sehr dehnbar und kann auch leicht zwei Lingame in sich aufnehmen, vorausgesetzt, die Frau will es. Will sie es nicht, versperrt die Frau sich und ihre Yoni und hält sie eng und geschlossen. Dies geschieht durch die Spannung der Bein- und Beckenbodenmuskulatur. Jeglicher Versuch, in die Yoni einzudringen, führt dann zu Schmerzen und Abwehr. Es scheint so, als könne die Frau nur mit Gewalt erobert werden. In Wirklichkeit ist sie dann aber nicht bereit - zumindest nicht in diesem Moment, in dieser Situation oder mit diesem Menschen. Möglicherweise verschließt sie sich auch ganz allgemein gegenüber ihrer eigenen Lust.

Beginne also damit, den Yonieingang, seine Größe und Dehnbarkeit zu fühlen, indem du die zwei eingeführten Finger spreizt. Fühle dann die Struktur der Yonischleimhaut sowie ihre unterschiedliche Beschaffenheit an verschiedenen Stellen. Gleich am Anfang des Yonischaftes kannst du den Schambeinknochen tasten. Wenn du von dort aus mit deinem Finger ein Stückchen weiter an der Oberseite des Schaftes entlang nach innen gehst, fühlst du die geriffelte Struktur der Schleimhaut an dieser Stelle. Wenn du deinen Finger jetzt seitwärts nach rechts und nach links bewegst, fühlst du einen dickeren oder dünneren Strang. Das ist die Harnröhre und das Harnröhrenschwellgewebe, welches sich darunter befindet. Wenn du mit deinem Finger ein wenig Druck auf diese Stelle ausübst, empfindest du anfänglich das Gefühl des Harndrangs, welches dann aber wieder nachläßt.

Das ist der sogenannte G-Punkt (benannt nach einem Forscher namens Gräfenberg, der ihn »entdeckte«), und das Gefühl des Harndrangs entsteht wegen der darunterliegenden Harnröhre und dem zugehörigen Harnröhrenschwellgewebe. Mit diesem Schwellgewebe hängt auch die besondere Erregbarkeit dieses Punktes zusammen. Der G-Punkt ist für Frauen ein Punkt besonderer und tiefer Lustempfindung, die sich deutlich von der Erregung durch und an der Klitoris unterscheidet. Die Lustempfindung am G-Punkt wird durch längeres Stimulieren mit Druckbewegungen ausgelöst, die langsam, schnell, sanft oder auch heftig sein können. Anfangs scheint es oft nicht einfach, hier Lust zu empfinden; es hängt auch damit zusammen, daß die meisten Frauen es nicht gewohnt sind, diese Empfindung als Lust zu benennen bzw. diese selbst auszulösen. Das Gefühl ist ein Gefühl des Fallenlassens, Loslassens und einer erregten Entspannung. Deshalb ist eine langsame, intermittierende Druckausübung mit einem Finger auf diesem Punkt am besten geeignet, erste Erfahrungen mit der Lust am G-Punkt zu machen.

Der Muttermund

Geh dann mit deinem Finger (am besten dem Mittelfinger) tiefer in deine Yoni hinein und befühle die Yoniwände und ihre Struktur, bis du zu einer festeren Stelle mit einer Vertiefung in der Mitte kommt. Das ist der Gebärmutterhals mit dem Muttermund, dem Eingang zur Gebärmutter.

Der Gebärmutterhals selbst ist fest und einige Zentimeter lang, und der »Kopf« ist etwas größer als eine Kirsche und hat eine glatte Oberfläche. Bei einer Frau, die noch nicht geboren hat und noch keine Abtreibung hatte, ist die Öffnung des Muttermundes ca. 0,5 cm groß, während sie nach einer Geburt bis ca. 2 cm groß ist. Der empfindliche Gebärmutterhals ist der Grund, warum viele Frauen Schmerzen bei der Vereinigung mit einem Mann empfinden oder ihnen Vereinigungen überhaupt unangenehm sind.

Die Gebärmutter ist eine Quelle großer Lust, denn sie stellt den größten und stärksten Muskel im weiblichen Körper dar - anatomische Gesundheit und richtiges Verhalten einmal vorausgesetzt. Sie reagiert in bestimmten Positionen der Vereinigung (z.B. von hinten) empfindlich auf heftige Stöße des Lingam, der sie direkt am Hals trifft, und sie reagiert schmerzhaft auf zu schnelles, hartes Stoßen des Lingam, besonders wenn die Frau einen Gebärmutterschiefstand hat. Dies ist häufig nach der Geburt der Fall, wenn die Mutterbänder sich nicht wieder genügend zurückgebildet und zusammengezogen haben.

Selbstlust an der Klitoris

Der wichtigste Schritt in Sachen Lust ist für Frauen, Herz und Yoni zusammenzubringen, ihr Liebesgefühl mit ihrem Lustgefühl zu verbinden. In Wirklichkeit sind dies keine voneinander getrennten Gefühle, sondern wir sind es, die diese Trennung von »heilig« und »unrein«, von Liebe und Sex, Heilige und Hure machen. Diese Einstellung ist ein Ergebnis unserer Erziehung, in der ein Mädchen, das Lust hat und sie auch noch zeigt, eine Hure, Nutte, Unreine, Verdorbene ist. Welches Mädchen konnte ihre Lust ohne dieses Verdikt entdecken und erforschen? Mädchen werden dazu erzogen, sich für den einen und einzigen aufzuheben, der sie wirklich liebt, den einen Traumprinzen, den Idealmann, den sie dann auch mit voller Hingabe liebt und der ihrer wert ist. So geschieht es, daß manche Frau sich ihr ganzes Leben lang aufhebt und auf den Richtigen wartet, ihr Gefühl - das Wichtigste überhaupt - verweigert und somit wartend ihr Leben verpaßt.

Eine Übung hierzu: Bereite dir einen Platz, am günstigsten auf dem Boden, mit einer Platzdecke, einem schönen Tuch oder einem Laken. Richte ihn mit einem Spiegel und einer Spiegelkachel, einer Kerze und einer Blüte her. Stelle den Spiegel so (z.B. gegen eine Wand) auf, daß du dich gut darin sehen kannst, wenn du aufrecht davor sitzt. Betrachte zunächst deinen Körper im Spiegel. Schaue dich genau an, sieh dir auch in die Augen und nimm Kontakt zu dir selbst auf. Suche einen Körperteil oder einen Ausdruck an dir, den du magst und schön findest. Betrachte dich dann mit liebenden Augen, in dem Gefühl *Ich liebe dich*, als wärst du selber eine andere Person, der du begegnest und der gegenüber du deine Liebe zum Ausdruck bringst. Berühre dich dann an verschiedenen Stellen deines Körpers; streiche über deine Haut. Streichle dich, als würdest du eine andere Person mit einem tiefen Gefühl der Liebe streicheln: Teile dir selber mit deiner Berührung mit, daß du dich liebst.

Nach 15 Minuten meditativer Betrachtung und Kontaktaufnahme gehe mit deiner Aufmerksamkeit und deinem Blick zu deiner Yoni. Nimm die Spiegelkachel und betrachte nun deine Yoni in demselben Gefühl: *Ich liebe dich, meine Yoni.* Nach etwa 5 Minuten beginne, deine Yoni zu berühren, sie zu streicheln, ganz in dem Gefühl, ihr zu zeigen, daß du sie liebst und schön findest. Schau dir selbst bei deinen Berührungen im Spiegel zu. Deine Yoni wird dir sicher antworten und mitteilen, wo sie wie, mehr oder anders berührt werden möchte. Spiele auch an den kleinen Labien, öffne sie und gehe dann mit deinen Berührungen an die Klitoris. Bleibe dort mit deiner Aufmerksamkeit und deinen Berührungen für die nächsten 15 Minuten. Probiere aus, welche Berührungen dir Lust an und um deine Klitoris herum bereiten. Du kannst die Berührungen mit einer oder mit beiden Händen machen, mit einem oder mit mehreren Fingern. Achte auf die Reaktionen deiner Yoni, auf das Gefühl, das du in und mit ihr wahrnimmst, und richte dich nach dem, was ihr gefällt. Bleibe aber bei all deinen Berührungen außerhalb deiner Yoni.

Selbstlust in der Yoni und am G-Punkt

Setze diese Übung dann zu einem anderen Zeitpunkt fort, indem du einen oder zwei Finger (Zeige- und Mittelfinger) in deine Yoni einführst, wieder mit demselben Gefühl, durch deine Berührung die Liebe zu deiner Yoni auszudrücken. Probiere aus, welche Berührungen für sie angenehm und lustvoll sind, vielleicht das Hinein- und Hinausführen, vielleicht auch das Spreizen und Zusammenführen der Finger. Geh dann mit deinem Finger zum G-Punkt und übe dort einen sanften Druck aus. Experimentiere dabei mit verschiedenen Stärken und Zeitabständen des Drucks, vielleicht auch mit Reiben. Mache dies mindestens 15 Minuten lang.

Selbstlust an und in der Yoni, Klitoris und G-Punkt

Darauf aufbauend mache dir selber Lust, indem du dich gleichzeitig an der Klitoris, in der Yoni und am G-Punkt stimulierst. Für viele Frauen ist auch die Berührung am Perinaeum äußerst lustvoll. Finde selbst heraus, was für dich besonders stimulierend ist. Das kann dir niemand sagen, denn für Lust gibt es kein Rezept, das auf alle Frauen zutrifft. Wichtig ist, daß du nicht wertest, welche Lust und welche Berührung gut und welche schlecht ist, sondern dir alles erlaubst, was dir Lust machen könnte.

Selbstlust mit Dildo

Gute Hilfsmittel zum Experimentieren mit der eigenen Lust sind Dildos; das sind künstliche Lingame aus Gummi oder anderen Materialien. Es gibt sie in weicherer und in härterer Ausführung, in unterschiedlichen Größen, Dicken, Formen und Hautfarben. Erhältlich sind sie in Sex-Shops (für 15 bis 100 DM entsprechend Größe und Ausfertigung). Die Farbe hat normalerweise wenig Einfluß auf deine Lust, wohl aber Größe und Dicke. Hierbei mußt du selbst ausprobieren, was dir angenehm ist.

Du benötigst eine Platzdecke, einen Spiegel, den Dildo und Gleitgel oder etwas neutrales Öl. Wie für alle Übungen der Selbstlust gilt auch hier der Grundsatz: *Ich liebe dich.* Nachdem du zunächst dich und dann auch deine Yoni im Spiegel wahrgenommen, begrüßt und berührt hast, öffne sie zuerst mit deinen Fingern. Nimm etwas Gleitgel, Öl oder Speichel und befeuchte deinen Yonieingang und auch den Dildo. Dann führe ihn in deine Yoni ein. Mit dem Dildo sind sehr viele Bewegungen möglich: Langsames Aus- und Einführen, drinnen verharren, ganz tief bis zum Muttermund eindringen, ganz vorn am Eingang hin und her bewegen, kreisen, in raschen, kurzen oder in unregelmäßigen Abständen bewegen. Mache die Übung eine halbe Stunde lang. Du kannst dich gleichzeitig an der Klitoris stimulieren, am Perinaeum berühren etc. Du kannst mit dem Dildo natürlich auch deinen G-Punkt stimulieren.

Die Stimulation mit dem Dildo ist besonders dann eine gute Vorübung für die Vereinigung, wenn du es mit Kontraktionen verbindest: Mache die Kontraktion jeweils beim Herausziehen, die Expression beim Eindringen des Dildos, so daß sich deine Yoni dem Dildo wie ein Mund entgegenstülpt.

ENERGETISIERENDE UND LUSTSTEIGERNDE KÖRPERÜBUNGEN

Das Training der Beckenbodenmuskulatur ist eine wichtige Voraussetzung für eine erhöhte Sensibilität in der Lustempfindung. Die nachfolgenden Übungen bewirken, daß die Muskulatur des Beckenbodens, die sowohl Yoni als auch Perinaeum und Anus durchzieht und verbindet, gekräftigt und zur vermehrten Durchblutung und Aktivität angeregt wird. Das Prinzip der Kontraktionsübungen ist, daß du zunächst willentlich beginnst, Kontraktionen (Zusammenziehungen) und Expressionen (Herausstülpungen) der Muskulatur zu machen, damit sich dein Körper wieder an dieses ursprüngliche Bewegungsprinzip des Zusammenziehens und Ausdehnens erinnern und nach kürzerer oder längerer Dauer willentlicher Ausübung selber unwillkürliche Kontraktionen auslösen kann, die vom eigenen Willen nicht mehr beeinflußt werden. Das ist der Orgasmus.

Kontraktionsübung alleine

Setze dich dazu in die »tiefe Hocke«, lege eine Hand in deinen Schritt - an Yoni, Perinaeum und Anus - und ziehe deine Beckenbodenmuskulatur so stark du kannst zusammen. Das Zusammen_ ziehen ist eine Bewegung, die wir automatisch machen, wenn wir dringend pinkeln (oder auch scheißen) müssen, aber im Moment keine Gelegenheit dazu haben, so daß wir den Harndrang anhalten müssen. Die Erinnerung an dieses Gefühl kann dir bei der Kontraktion helfen.

Anschließend mache eine Expression, eine Ausstülpung der Beckenbodenmuskulatur (als ob du scheißen wolltest). Mache diese beiden Bewegungen dann abwechselnd, Kontraktion, Expression, Kontraktion, Expression usf. Mit der Hand im Schritt spürst du , wo und wie stark du die Kontraktion machst. Variiere die Tempi zwischen schnell und langsam. Mache dies 10 Minuten lang. Dann koordiniere die Kontraktionen mit deiner Atmung - Kontraktion mit dem Ausatmen, Entspannung, Expression mit dem Einatmen - für weitere 10 Minuten. Danach ändere die Zuordnung: Kontraktion mit dem Einatmen, Entspannung, Expression mit dem Ausatmen.

Beim Einatmen durch den Mund und Kontrahieren stelle dir vor, du würdest mit dem Atem etwas aus deinem Becken durch deine Körpermitte entlang der Wirbelsäule bis in deinen Kopf hochzie-

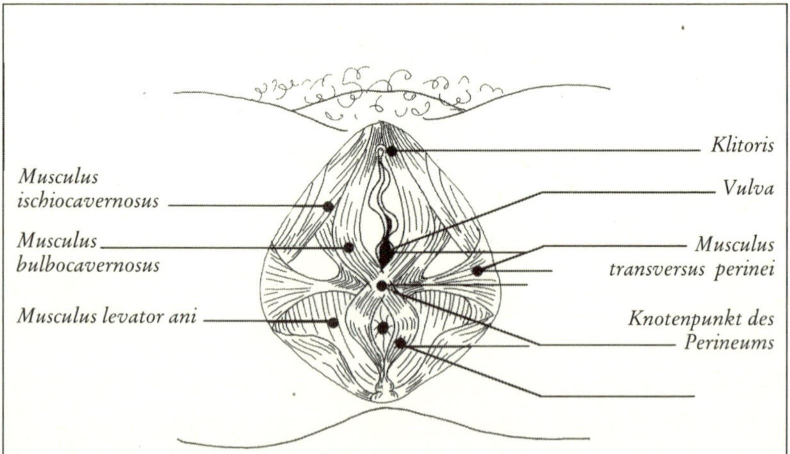

hen. Stelle dir dabei vor, die Luft durch eine Strohhalm zu ziehen, und mache dabei einatmend den Laut *fffft*. Diese Übung heißt »Hochziehen«. Mache die Kontraktionen 15 Minuten lang auf diese Weise.

Kontraktionsübung alleine, 2. Teil

Die Übungsabfolge ist dieselbe wie im ersten Teil, nur daß du jetzt zusätzlich einen Finger zur Kontrolle und zur besseren Wahrnehmung in deine Yoni einführst. Den ersten Teil der Übung kannst du jederzeit und überall machen. Du solltest dabei anfangs täglich auf mindestens einhundert Kontraktionen kommen.

Kontraktionen als Partnerübung

Die Übungsabfolge ist dieselbe wie in der Übung alleine. Hier benötigst du allerdings eine Partnerin, mit der du die Übung machen kannst. Vereinbart, wer A und wer B ist. Partnerin A beginnt mit den Kontraktionen, während B ihre Hand in den Schritt von A legt und die Kontraktionen und Expressionen fühlt. Danach wechselt die Rollen.

Kontraktionen als Partnerübung, 2. Teil

Partnerin B führt einen Finger in die Yoni von Partnerin A ein; Partnerin A macht die Übung wie in der Übung alleine, 2. Teil. Partnerin B hält dabei Finger und Hand still, sie dienen lediglich zur Kontrolle und zur besseren Wahrnehmung, nicht aber zur Stimulation. Tauscht auch hier nach einiger Zeit die Rollen.

Expressionen

Setze dich in die Hocke mit den Ellbogen zwischen den Knien und atme tief ein in Brust und Bauch. Schließe Mund, Nase und Augen und presse dann mit dem Zwerchfell in den Beckenboden hinein, ähnlich wie bei der Defäkation oder wie bei Wehen. Halte den Druck bis zu 12 Sekunden und intensiviere ihn von Mal zu Mal. Entspanne dich zwischendurch immer wieder mit mehreren lockeren Atemzügen. Mache diese Übung nicht öfter als neunmal hintereinander. Für Männer ist es wichtig, dieses Preßgefühl bis in die Lingamspitze zu lenken.

Beckenprellen

In Verbindung mit den folgenden Übungen des Beckenprellens und der Beckenschaukel dienen die Kontraktionen sowohl der Aktivierung und Durchblutung des Beckenbereiches als auch der Entspannung, d.h. der Spannungsregulierung des Becken- und des Genitalbereiches. Viele Menschen haben eine ständige Grundanspannung im Unterleib, die sich nicht von alleine löst, bedingt und hervorgerufen durch die Reinlichkeitserziehung im Kindesalter. Die Erfahrung, daß Scheiße und Scheißen etwas Schlechtes, Unanständiges, Dreckiges sind, führt dazu, daß das Kind und später der Erwachsene »den Arsch zuhält bzw. zusammenkneift«. Ebenso führen das erzieherische Verbot bzw. die negative Behaftung der Sexualität dazu, daß eine Frau, die dieses Verbot erfahren hat, möglichst keine oder wenig Energie (d.h. Gefühl), im Unterleib - egal ob in Becken, Yoni oder Anus - zuläßt.

Übung: Lege dich auf den Rücken und stelle die Beine gegrätscht auf den Boden. Hebe das Becken an und laß es wieder auf den Boden fallen. Beginne langsam und sacht und steigere dann das Tempo und die Intensität des Aufpralls. Atme beim Fallenlassen des Beckens aus.

Mache diese Übung für 15 Minuten. Danach liege einige Atemzüge lang ganz still und nimm das Gefühl und die Energie in deinem Unterleib wahr. Mache jetzt keine aktiven Bewegungen mehr, aber wenn sich dein Körper aus sich selbst heraus bewegt, so laß es geschehen.

Beckenprellen und Halbe Brücke

Hebe dann dein Becken jeweils beim Ausatmen so weit an, daß nur noch deine Schultern, Nacken, Kopf und Füße auf dem Boden aufliegen, und verharre in dieser Spannung im ausgeatmeten Zustand eine Weile, bis du wieder einatmen mußt. Zum Einatmen senke dein Becken wieder auf den Boden ab und bleibe eine Weile im eingeatmeten Zustand liegen, bis du wieder ausatmen mußt. Mach diesen Wechsel mindestens 20mal. Danach lege dich wieder flach auf den Boden und verfahre wie im ersten Teil der Übung. Es gilt auch hier, keine bewußten, willkürlichen Bewegungen zu machen, unwillkürliche Bewegungen hingegen einfach zuzulassen.

Beckenprellen und Halbe Brücke als Partnerübung

Auch hier brauchst du wieder eine Partnerin. Macht zunächst aus, wer A und wer B ist. A beginnt mit der Übung, während B Hilfestellung leistet. Im ersten Teil der Übung, dem Beckenprellen, faßt B Partnerin A von oben (über ihr stehend) unter das Becken, hebt es an und läßt es wieder fallen, so daß A nichts selber machen muß, sondern von B bewegt wird.

Im zweiten Teil der Übung, der Halben Brücke, unterstützt B Partnerin A, indem sie unter das Becken von A greift, sie in der ausgeatmeten Haltung hochhält und sie sogar noch etwas höher zieht, als Partnerin A es alleine kann. In der Ruhephase nach beiden Teilen streicht B Partnerin A von unten nach oben mit der flachen Hand mehrmals über den Körper. Danach wechselt, so daß Partnerin B jetzt die Übungen machen kann.

Beckenschaukel

Diese Übung kannst du sowohl im Liegen als auch im Stehen und Sitzen machen. Im Stehen: Deine Füße stehen parallel zueinander, deine Knie sind leicht gebeugt, so daß deine Haltung weich und gefedert ist (»Grundhaltung«). Im Sitzen: Du sitzt zwischen deinen Füßen, mit den Beinen rücklings eingeschlagen (»Diamantsitz«). Im Liegen: Stelle die Füße an dein Gesäß, so daß deine Knie in die Luft ragen.

Beginne damit, dein Becken nach hinten (mache dazu ein Hohlkreuz vom Becken her) und danach nach vorne zu kippen. Wichtig ist, daß du lernst, diese Bewegung nur aus dem Becken heraus zu machen, d.h., Oberkörper und Rücken bewegen sich nicht mit. Diese Bewegung bewirkt, daß die sexuelle Energie frei zirkulieren kann. Sie ist außerdem sehr wichtig für die Beweglichkeit und die harmonische Bewegung beider Partner in der Vereinigung.

Koordiniere dann die Kippbewegungen mit deinem Atem, das Einatmen mit der Rückwärtsbewegung, das Ausatmen mit der Vorwärtsbewegung. Das ist unsere gewohnte Atmungskoordination, es ist jedoch die falsche Koordination, wenn es um das freie Zirkulieren der sexuellen Energie geht! Es ist die Koordination, die wir aufgrund unserer Reinlichkeitserziehung angenommen haben - die Koordination des »Arsch-Zusammenkneifens«. Die zur Orgasmusatmung bzw. zur sexuellen Atmung gehörige Koordination ist hingegen folgende: Ausatmen zur rückwärtigen Kippbewegung und Einatmen zur Kippbewegung nach vorne. Günstig ist es dabei, deine Hände auf dein

Becken zu legen, eine auf den Bauch und eine ans Kreuzbein. Auch wenn sich diese neue Koordination anfangs »falsch« oder wie »gegen den Strich« anfühlen sollte, achte darauf, sie einzuhalten, da sich sonst die geprägte und angenommene Anspannung nicht lösen kann. Bewege dein Becken für mindestens 10 Minuten auf diese Weise.

Beckenschaukel und Kontraktionen

Erweitere dann diese Übung, indem du Kontraktionen hinzunimmst: Ausatmen = Expression und rückwärtige Kippbewegung und Einatmen = Kontraktion und Kippbewegung nach vorne. Lege dazu deine Hände in den Schritt, eine von vorne auf Yoni und Perinaeum, eine von hinten auf Anus und Perinaeum. Benutze auch hier, wie in der Kontraktionsübung beschrieben, das Vorstellungsbild vom Hochziehen der Energie.

Beckenkicken

Diese Übung dient dazu, die Kraft in deinem Becken zu erwecken und den Mut zu entwickeln, kraftvolle Lust und Geilheit nicht nur zu fühlen, sondern auch zu zeigen. Gehe dazu im Raum umher, indem du mit jedem Schritt vorwärts dein Becken ebenfalls kraftvoll nach vorne wirfst: »zack« und »zack« und »zack«. Sage dazu abwechselnd die Silben *zack* und *geil.* Koordiniere hierbei das Kicken nach vorne mit dem Ausatmen. Übe 15 Minuten lang.

Hände hochhalten und zittern

Stelle dich mit den Füßen parallel und schulterbreit auseinander hin, die Knie sind leicht gebeugt (»Grundhaltung«) und strecke die Arme in die Luft. Halte sie für die nächsten 10 Minuten hoch, egal, was passiert, wie anstrengend es ist, ob dir die Arme weh tun oder ob du zu zittern anfängst. Danach lasse deinen Oberkörper für eine kurze Weile im Stehen nach vorn überhängen, so daß deine Hände den Boden berühren.

Stelle dich jetzt wieder aufrecht in die Grundhaltung, und verlagere dein Gewicht auf die Fersen, so daß du mit deinem ganzen Körper leicht nach hinten gelehnt bist, aber nicht das Gleichgewicht verlierst. Bleibe so für weitere 15 Minuten stehen. Möglicherweise beginnen deine Beine oder auch dein ganzer Körper von innen heraus zu zittern; laß es geschehen.

Der Sinn dieser Übung ist es, das Zittern im Körper geschehen und sich im ganzen Körper ausbreiten zu lassen, es jedoch auch nicht zu forcieren. Wenn es geschieht, geschieht es von selbst, und du läßt dich »erzittern«, auch wenn es anstrengend ist. (Anstrengend ist meist nur die erste Phase, in der das Zittern deinen Körper noch nicht völlig ergriffen hat und du noch versuchst, es zu kontrollieren und zu unterdrücken. Das Anstrengende ist die Anspannung, um das Zittern zu vermeiden!)

Tanze danach wild und ausgelassen für weitere 10 Minuten zu einer Tanzmusik, die dir gefällt und die dein Gefühl anheizt. Danach lege dich für eine Weile (5-10 Minuten) still auf den Boden und lasse gegebenenfalls Bewegungen deines Körpers einfach geschehen, mache aber selbst keine aktiven Bewegungen mehr.

SEXUELLE UND TABUBRECHENDE ÜBUNGEN

Loslassen und pinkeln

Lege dich auf dein Bett und nimm ein oder zwei Handtücher als Unterlage. Liege locker und ohne Anspannung auf dem Rücken, als ob du schlafen wolltest, und pinkle ins Bett. Keine Angst, es wird nichts schmutzig, denn du hast ja eine Unterlage, die nach der Übung gewaschen wird. Du kannst diese Übung übrigens auch in der Sauna machen.

Diese Übung dient dazu, die Kontrolle über das Gefühl, pinkeln zu müssen, loszulassen und dich von dem Tabu, das mit dem Vorgang des Pinkelns gekoppelt ist, zu befreien. Für Frauen und Mädchen ist das öffentliche Pinkeln besonders tabuisiert, es ist etwas Unanständiges, das nicht in der Öffentlichkeit getan werden darf. Die Vorstellung, die Yoni sei etwas Schmutziges, kommt nicht zuletzt auch daher. Männer dürfen hingegen in der Öffentlichkeit (fast) überall hinpinkeln, und Jungs machen sogar häufig Spiele im Wett- und Weitpissen.

Für Lust, Orgasmus und Vereinigung ist die Kontrolle des »Harndranges« jedoch sehr hinderlich, denn kurz vor dem Orgasmus einer Frau tritt das Gefühl auf, pinkeln zu müssen, selbst wenn sie kurz vorher noch auf der Toilette gewesen ist, weil der G-Punkt, das Harnröhrenschwellgewebe und die darunter liegenden Drüsen stimuliert werden. Wenn du dieses Gefühl nicht zulassen willst, weil du Angst hast, jetzt wirklich pinkeln zu müssen und das Bett zu beschmutzen, wird deine Lust unterbrochen, und der Orgasmus, der sich eben noch anbahnte, findet nicht statt. Der Orgasmus ist oft mit diesem Gefühl gekoppelt, weil in einer bestimmten Phase tatsächlich eine Flüssigkeit ausgestoßen wird, die jedoch kein Urin ist, sondern Lustsaft, der in den Bartholinischen Drüsen produziert wird: Das ist die weibliche Ejakulation, bei der im Moment des Orgasmus oder kurz vorher diese Flüssigkeit aus Drüsenöffnungen, die in die Harnröhre münden, herausgespritzt wird. Dieser Vorgang läßt sich vom Orgasmus trennen, genau wie beim Mann Ejakulation und Orgasmus trennbar sind, so daß zwar Lustsaft ejakuliert wird, aber kein Orgasmus stattfindet (eine Technik, die in vielen Übungen des Tantra von Bedeutung ist). In einem Lust- und Orgasmustraining für Frauen ist es jedoch zunächst wichtig, Orgasmus und weibliche Ejakulation erst einmal überhaupt zuzulassen.

Dir einen Orgasmus machen

Für diese Übung brauchst du mindestens eine Stunde Zeit, in der du alleine bist. Sorge dafür, daß dich niemand stört oder beobachtet. Lege den Hörer neben das Telefon oder schalte den Anrufbeantworter ein. Beginne nun mit der Übung »Selbstliebe« und gehe nach einer Viertelstunde zu der Übung »Selbstlust« über. Mache dir Lust, wo und wie immer du willst. Stimuliere dich an der Klitoris, in der Yoni, am G-Punkt, im Anus, mit oder ohne Dildo, so, wie es dir gefällt. Mache auch Kontraktionen und eventuell die Beckenschaukel. Stimuliere dich dann - ohne Drängen oder Zwang - so lange, bis du nahe an den *Point of no return* kommst, an dem der Orgasmus von alleine passieren würde. Wichtig ist weiterhin, daß du während

Die Erregungs- und Orgasmuskurve

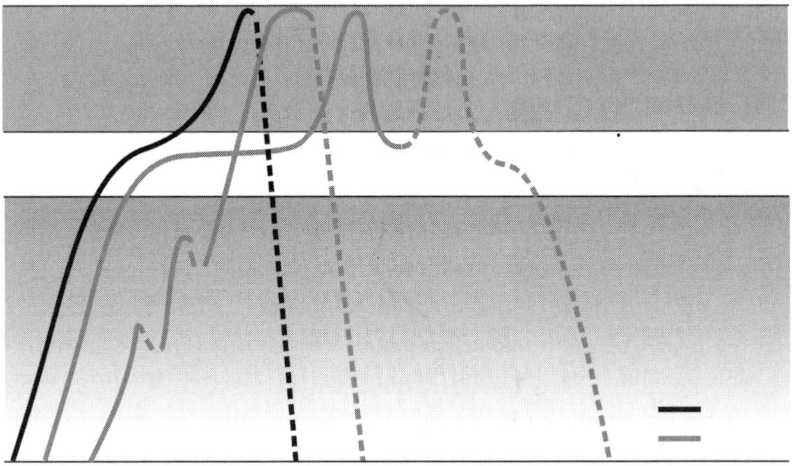

der ganzen Übung tief atmest. Schau dir dabei im Spiegel zu, vielleicht bringst du auch unter deinem Becken einen Spiegel an, so daß du deine Yoni besser sehen kannst.

Wenn du den Orgasmus noch gar nicht kennst, kannst du ihn nun kennenlernen - zuerst ist da ein Gefühl von *Oh, das ist toll, so schön, das ist so geil, so geil, ja da, genau da, davon will ich mehr, immer mehr, es ist so schön, so sollte es immer sein, geil, mehr, oh, ja!* und dann gehst du weiter und weiter, stimulierst dich und atmest tief, machst Kontraktionen und bewegst deinen Körper, dein Becken, und irgendwann, wenn du ganz in dieses Tun und in deine Lust versunken bist, geschieht dieses Gefühl von ganz alleine: Es ist wie eine Explosion, wie ein Vulkanausbruch oder eine rasante Talfahrt, wie ein freier Fall oder wie Fliegen. Der Körper macht unwillkürliche, arhythmische Kontraktionen, die durch deine Yoni, durch deine Beckenbodenmuskulatur, deinen Anus und den ganzen Körper zucken. Dein ganzer Körper bäumt sich in einem Orgasmus auf. Die Atmung pulsiert im Rhythmus der Kontraktionen und deine Stimme wird lauter, stöhnend, lachend, schreiend oder vielleicht manchmal sogar weinend. (Siehe Abb. »Erregungs- und Orgasmuskurve«)

Mehrere Orgasmen hintereinander

Die Übung ist grundsätzlich dieselbe wie die vorherige; du kannst sie ausführen, wenn du die andere einige Male »erfolgreich« gemacht und auf diese Weise mehrere Orgasmen erlebt hast. Beende dann die Übung nicht nach dem ersten Orgasmus, sondern stimuliere dich - vielleicht nach einer kleinen Pause - weiter. Wichtig dabei ist, sich erst einmal von der falschen Vorstellung zu trennen, daß jeweils nur ein Orgasmus möglich oder erlaubt sei. Für eine Frau ist die Anzahl der Orgasmen unbegrenzt, sie kann bis zu vierzig Orgasmen in einer Stunde haben - in längerer Zeit auch entsprechend mehr. Dies läßt sich mit dem Reiten auf einer an- und abschwellenden Welle der Lust vergleichen. Du kannst immer wieder an die Lust des vorausgegangenen Orgasmus anknüpfen, indem du gar nicht erst aus deiner Lust aussteigst - denn der Ausstieg geschieht zuerst gedanklich -, sondern gleich oder nach einer kleinen Pause weitermachst, weiteratmest, dich weiter bewegst, weiter stimulierst und deine Lust tief in dir fühlst. Probiere auf diese Weise aus, wieviele Orgasmen dir nacheinander möglich sind.

An dieser Stelle sei darauf hingewiesen, daß für eine Frau ein großer Unterschied zwischen dem Orgasmus der Selbstlust und dem durch die Vereinigung erzielten Orgasmus ohne eigene Stimulation besteht. Beim letzteren sind mehr Vertrauen und Hingabe, aber auch mehr eigener Einsatz und eigene Aktivität Voraussetzung. Viele Frauen können leicht allein zum Orgasmus kommen, aber in der Vereinigung mit einem Partner haben sie oft Schwierigkeiten. Alle hier beschriebenen Übungen dienen - auch wenn es bei den Selbstlustübungen zunächst nicht den Anschein hat - dem Erlernen dieses »Vereinigungsorgasmus«, denn der Unterschied zwischen "vaginalem" und »klitoralem« Orgasmus ist die größere Spannungsdifferenz. Für einen vaginalen Orgasmus bedarf es einer wesentlich stärkeren und größeren Aufladung, d.h. einer größeren physischen und psychischen Erregung. Es braucht ca. 30 Minuten voller Zuwendung, lustvoller Erregung und Aktivität, bevor eine Frau diese Art von vaginaler und ganzkörperlicher Lust empfinden kann und auf diese Weise einen Orgasmus in der Vereinigung erlebt. Mit Zeit, Kenntnis und Erfahrung kann sich die Zeitspanne etwas verkürzen, jedoch nur wenig (um 5-10 Minuten). Dies zu wissen ist für eine Frau, die sich der Entfaltung ihrer Lust widmen will, ganz entscheidend, denn sie braucht Geduld mit sich selber - Geduld in dem Wissen, daß ihre vaginale, ganzkörperliche Lust einfach Zeit zur Entfaltung braucht, und das immer wieder und in jeder neuen Situation.

Zu Beginn des Übens ist es ausreichend, 3 bis 4 Orgasmen hintereinander zu haben. Mit fortschreitendem und längerem Üben kannst du aber leicht dahin kommen, 10 oder 15 Orgasmen zu haben, bis du die Erfahrung machst, daß es keine Begrenzung der Anzahl gibt, sondern du deiner Lust selbst ein Ende setzt, sie abbrichst.

Weibliche Ejakulation üben

Für das Üben der weiblichen Ejakulation mache zunächst den 1. Teil der vorigen Übung. Stimuliere dich dann an Yoni und G-Punkt, bis du bemerkst, daß aus der Harnröhre eine durchsichtige, wässrige, süßlich riechende Flüssigkeit herausspritzt. Dieser Vorgang ist deutlich unterschieden von der sonstigen Drüsen- und Schleimsekretion während der sexuellen Aktivität. Du kannst das Herausspritzen sehen, wenn du genau hinschaust (z.B. mit einem Handspiegel) und es natürlich auch fühlen. Du kannst die Nässe und den Strahl deutlich an deinen Fingern spüren. Das Spritzgefühl hat eine gewisse Ähnlichkeit mit dem Gefühl des Pinkelns. Rieche an der Flüssigkeit und teste auch ihren Geschmack, um dich selbst davon zu überzeugen, daß es kein Urin ist! Diese Ejakulation ist übrigens genau wie der Orgasmus keine einmalige Angelegenheit, sondern sie kann durchaus mehrmals wiederholt werden.

Nach diesen Übungen streiche jeweils von unten nach oben über deinen ganzen Körper; bewege dich räkelnd hin und her oder schüttele dich wie ein nasser Hund. Lege dir Tanzmusik auf und tanze. Wenn du magst, nimm ein heißes Bad oder geh in die Sauna. Jetzt bist du fit für alles, was kommt.

Noch eine allgemeine Anmerkung: Für die Übungen ist es generell wichtig, energetisierende und sexuelle Körperübungen miteinander zu verbinden, z.B. eine halbe Stunde energetisierende und eine halbe Stunde sexuelle Körperübungen zu praktizieren (wenn beides nicht ohnehin schon in einer Übung verbunden ist). Experimentiere selber mit verschiedenen Kombinationen und finde heraus, was für dich lustvoll und somit ideal ist.

Anale Lust

Frauen können genauso wie Männer Lust an und in ihrem Anus empfinden, sowohl in der Vereinigung als auch durch Berührung an und im Anus während sexueller Stimulation und Erregung. Die Übungen hierzu sind dieselben wie für Männer.

Hineinziehen

Dies ist eine Übung für Fortgeschrittene. Sie dient dem sensiblen Training der Yoni-Muskulatur. Du brauchst dazu eine Kerze, von der du den Docht abtrennst, sowie ein hartgekochtes Ei als Übungshilfe. Nimm die Kerze und führe sie ca. 1-2 cm tief in die Yoni ein. Mache dann mit deiner Yoni saugende Bewegungen und trainiere, die Kerze ohne die Nachhilfe deiner Hand tiefer in deine Yoni hineinzuziehen. Die saugenden Bewegungen entstehen im Zusammenspiel von starker Kontraktion und einer nachfolgenden leichten Expression. Wenn dir die Übung mit der Kerze gelungen ist, wiederhole sie mit einem gepellten, hartgekochten Ei, welches du vor den Yonieingang hältst und dann hineinziehst.

Gespräch mit deiner Yoni

Um herauszufinden, was dir Lust macht, brauchst du die innere Verbindung, den inneren Kontakt zu deiner Yoni und zu dem Gefühl in ihr. Für die folgende Übung benötigst du eine Spiegelkachel oder einen großen Handspiegel sowie Stift und Papier.

Erinnere dich, wie deine Eltern deine Yoni genannt haben, wie sie über dein weibliches Geschlecht und über Yonis im allgemeinen gesprochen haben. Wie haben sie sie genannt? Schreib es auf. Dann erinnere dich daran, wie Freunde und Freundinnen zu Yoni gesagt haben, mit welcher Bedeutung und mit welchem Hintergrund. Schreib auch das auf. Dann schreib auf, wie du selbst als Kind und als Jugendliche deine Yoni genannt hast; vielleicht hattest du ja einen Kosenamen für sie.

Jetzt zieh dich aus und betrachte deine Yoni im Spiegel. Prüfe nun, ob irgendeiner dieser Namen und Bezeichnungen heute zu ihr paßt. Wenn nicht, schau deine Yoni wieder im Spiegel an und finde einen Kosenamen, der zu ihr paßt (eine Blume, ein Tier, Muschel etc.). Danach beginne ein Gespräch mit deiner Yoni, indem du sie im Spiegel anschaust und ihr Fragen stellst - wie es ihr geht, was sie sich wünscht, etc. Für die Antwort schlüpfe in die Rolle deiner Yoni und antworte dir selbst. Dieses Gespräch könnte z.B. so beginnen:

»Meine Muschel, warum bist du so oft verschlossen und läßt niemanden, auch mich nicht, an dich heran?«

»Liebe (dein Name), für gewöhnlich beachtest du mich ja gar nicht. Das ist jetzt das erste Mal seit drei Wochen, daß du Notiz von mir nimmst. Ich bin ganz traurig über sowenig Achtung und Zuwendung.«

Führe diesen Dialog eine halbe Stunde lang und schreibe wesentliche Erkenntnisse, die dir während dieses Dialogs gekommen sind, auf. Deine Fragen und deine Antworten sollten dabei spontan sein, d.h., denke nicht lange darüber nach, was du fragen und antworten willst, sondern gib dem Impuls der Frage und der Antwort nach. Drücke das aus, was dir gerade in den Sinn kommt, auch wenn es dir vielleicht im ersten Moment unsinnig erscheinen mag.

Stille Vereinigung mit Doppeldildo (Partnerübung)

Für diese Übung brauchst du eine Partnerin und einen Dritten (Mann oder Frau), der die zeitliche Abfolge regelt. Außerdem braucht ihr einen Doppeldildo (das ist ein doppelseitiger Dildo mit je einer nachgebildeten Eichel an jedem Ende) sowie zwei Präservative und eventuell etwas Gleitgel. Die Übung wird nackt gemacht und hat drei Phasen. Der Raum, in dem ihr die Übung macht, sollte genügend warm sein, so daß ihr für die nächsten 1 1/2 Stunden nicht friert.

Im ersten Teil der Übung stelle dich in der Grundhaltung deiner Partnerin gegenüber. Der Helfer legt eine Musik auf, geeignet ist z.B. der 1. Teil der Kundalini-Meditation von Osho oder schnelle Trommelmusik. Für die nächsten 30 Minuten mache die Übung des »Zitterns«. Schau deiner Partnerin dabei ins linke Auge und denke *Sie liebt mich*. Wenn kein Zittern in deinem Körper aufkommt, zittere anfangs willentlich oder verstärke es, wenn es zu schwach ist, so daß dein ganzer Körper nach und nach ins Zittern kommt.

Nach 30 Minuten macht der Helfer einen Gongton oder gibt ein vorher verabredetes Zeichen, und ihr legt euch, in der Scherenhaltung mit den Unterleibern zueinander hin, beide auf den Rücken. Jetzt nehmt ihr den Doppeldildo mit je einem Präservativ über ein Ende gezogen, wenn nötig etwas Gleitgel, und führt den Dildo - jede ein Ende - in eure Yonis ein. Danach legt ihr euch beide flach auf den Rücken, Yoni so dicht wie möglich an Yoni, so daß ihr nun durch den Doppeldildo miteinander vereinigt seid. Danach liegt für weitere 32 Minuten absolut still und bewegungslos. Beobachte deine Gefühle und achte auf deinen Atem, aber bewege dich nicht. Du solltest deinen Körper vollkommen entspannen. Atme voll in den Bauch, die Brust und bis in die Lungenspitzen hinein. Nach genau 32 Minuten macht der Helfer einen Gong oder ein Zeichen, und nun lasse für weitere 15 Minuten Bewegungen geschehen, die dein Körper von alleine, aus sich heraus macht. Bewege dich jedoch nicht willkürlich in einem bestimmten Rhythmus. Ziehe den Atem aus deinem Becken bis in den Kopf (»Hochziehen«). Der Helfer kann dabei jetzt Unterstützung geben, indem er zum Einatmen die Mittellinie des Körpers vom Becken bis zum Kopf hochstreicht. Nach 15 Minuten beendet der Helfer die Übung mit einem weiteren Gongton oder einem Zeichen. Löst die Vereinigung, setzt euch auf und schaut euch in die Augen. Danach bedankt euch beieinander, so, wie ihr es tun wollt. Bedankt euch auch bei dem Helfer.

Yonimassage

Für diese Massage der Yoni, die eine Heilmassage ist und nicht als direkt erregende Massage konzipiert wurde, brauchst du zwei Übungspartnerinnen. Eine Partnerin massiert dich, während die andere dich hält und stützt, wobei sie hinter dir sitzt. Desweiteren benötigst du einen Spiegel, um die Massage sehen zu können, und eventuell ein oder mehrere Kissen, die du unter dein Becken legst, um es anzuheben. Du bist während der ganzen Massage passiv und greifst nicht ein, sondern konzentrierst dich auf deine Atmung und die Beobachtung deines Gefühls. Gib regelmäßig ein Feedback über dein Gefühl: »Diese Berührung ist angenehm. Hier fühle ich Schmerzen. Das ist lustvoll. Hier fühlt es sich ganz hart an. Versuche es mal mit etwas mehr Druck.«

Die Partnerin, die die Massage macht, beginnt mit ihrem Zeigefinger (und eventuell noch dem Mittelfinger) am Eingang der Yoni und geht mit kreisenden, langsamen Bewegungen, die Yoniwände von innen im Kreis massierend, Stück für Stück tiefer in die Yoni hinein. Sie kann dabei auch an einem Punkt für eine Weile verharren oder eine Stelle intensiver massieren, wenn es sich für dich gut anfühlt. Dann geht sie bis zum Muttermund und Gebärmutterhals und massiert auch dort. Der Weg zurück ist genauso langsam und kreisend wie der Weg hinein. Nehmt euch eine Stunde Zeit für die Massage. Wenn dir dabei Erinnerungen kommen, sprich sie aus, aber sei nicht weitschweifig oder erklärend. Die stützende Partnerin achtet auf die Zeit und beendet die Übung nach einer Stunde durch einen Gong oder durch ein Zeichen. Danach bedankt euch alle drei beieinander und wechselt ab, so daß jetzt eine andere massiert wird. Ihr könnt die zweite und dritte Massage auch zu einem anderen Zeitpunkt verabreden, jedoch sollte nicht mehr als jeweils ein Tag dazwischen liegen.

Das Vorstellungsbild

Für Gefühl und Lust ist nicht nur das rein körperliche Geschehen wichtig, sondern auch deine geistige Vorstellung von dem, was dir Lust macht, was du schön findest und was du dir wünschst. Wichtig ist also auch die Phantasie, das innere Bild.

Diese Vorstellung solltest du bei allen Übungen nutzen, wenn du sie gefunden hast. Dazu ist es notwendig, daß du dir dein Vorstellungsbild vom idealen Wunschkörper, den du begehrst und verehrst, vor Augen führst. Wie sieht er/sie aus? In welchen Verhältnissen lebt er/sie? Wie verhält er/sie sich? Wie liebt er/sie? Was ist es, das dich daran anmacht und erregt? Integriere auch dich selber in deine ideale Wunschvorstellung. Mache dir diese Vorstellung, dieses Bild so klar und deutlich wie nur irgend möglich, so daß du es, wann immer du willst, zum "Aktivieren" deiner Lust und Erregung benutzen kannst.

Yonisekretion

Es ist ein weit verbreiteter Irrtum, daß man mit Vereinigung und sexueller Interaktion erst beginnen könne, wenn die Yoni einer Frau ausreichend feucht ist. Das ist falsch, denn oft beginnt die Sekretion erst während des Liebesspiels, während der laufenden Handlung. Viele Männer setzen auch Frauen mit dem Spruch von der »trockenen Möse« unter Druck und wollen den Grad der Erregung an der Stärke der Feuchtigkeit ablesen.

Richtig ist, daß Lust die Yoni feucht macht, und eine Yoni, die während eines langandauernden Liebesspiels keine Sekretion bildet, zeigt, daß du als Frau keine Lust daran findest. Hier ist jedoch Behutsamkeit gefragt, Lust läßt sich schließlich nicht erzwingen. Es ist vollkommen in Ordnung, zu Beginn der Vereinigung oder des Stimulierens etwas Gleitgel, Öl oder Speichel zu benutzen. Außerdem dienen alle beschriebenen Übungen, die noch keine direkte sexuelle Interaktion darstellen, zum Wecken deines Gefühls und deiner eigenen Bereitschaft. Denke daran: Deine Lust gehört dir und keinem anderen. Du bist nicht die Liebesdienerin für die Lust des Mannes, sondern die Dienerin und Herrin deiner eigenen Lust.

Desweiteren ist die Drüsensekretion von Frau zu Frau verschieden, so daß weder du noch jemand anderes dich an einer anderen Frau messen könnte. So wird z.B. im Alter die Hormonproduktion geringer, was sich negativ auf die Feuchtigkeit der Yoni auswirkt. Um so wichtiger ist die sexuelle Aktivität für eine älterwerdende Frau, um schön, fit und frisch zu bleiben.

Orgasmus kommt von Orgasmus

Das A und O des Lust- und Orgasmustrainigs ist, die Übungen tatsächlich zu machen, Sexualität, Lust und Körperübungen regelmäßig, d.h. täglich zu praktizieren. Denn nur so wirst du eine Veränderung erfahren, auch wenn eine Übung nicht immer erfolgreich und dein Gefühl nicht immer glücklich und erfüllt ist. Entscheidend ist, daß du es tust und nicht nur darüber nachdenkst oder redest. Denn Lust entsteht aus Lust, sie potenziert sich in der vorhandenen Lust, und sei es nur ein Fünkchen. Und Orgasmus kommt von Orgasmus. Diese Erfahrung teilt sich dir erst im Erleben desselben mit. Um eine Veränderung in deinem sexuellen Erleben und Erfolg mit den Übungen zu erzielen, solltest du also täglich mindestens 30 Minuten üben.

ZIELGERICHTETE LUST

Viele Frauen leiden an Willensschwäche, mangelndem Selbstvertrauen und Selbstwertgefühl, Antriebsschwäche, Entscheidungsschwäche und Orientierungslosigkeit. Diese Eigenschaften sind charakteristisch für mangelnde sexuelle Lust und Gefühlsfähigkeit. Der Grund liegt in der generellen Ziellosigkeit der Frauen. Sie wissen nicht, was sie wollen und wofür sie sich, ihre Energie, ihr Gefühl, ihre Liebe, ihren Sex, ihr Kapital, ihre Arbeitskraft einsetzen sollen und wollen. Sie wissen nicht, was ihnen das Wichtigste in ihrem Leben ist, das, wofür sie alles riskieren und sich selber einsetzen würden. Sie haben vergessen, daß es ihr Herzgefühl ist, wofür es sich zu leben lohnt, und daß Liebe und sexuelle Lust nicht zwei voneinander verschiedene Dinge sind, sondern ein und dasselbe Gefühl, zwei Ausdrucksformen ein und derselben Lebensenergie, die engstens miteinander vernetzt und verbunden sind wie Yin und Yang, wie die Hitze und die Flamme des Feuers.

Der andere Typ Frau, der zielgerichtet, strukturiert, selbstbewußt, erfolgreich und effektiv ist, wie z.B. Frauen in Führungspositionen und Managerinnen, von denen es - gemessen an der Gesamtzahl von Frauen - nur sehr wenige gibt, hat zumeist ihr Gefühl, ihre Libido, »ihr Privatleben«, ihre Sinnlichkeit zugunsten von zielgerichteter, strukturierter Arbeit und Erfolg vernachlässigt oder sogar aufgegeben. Nur 53% der Frauen in Führungspositionen leben in einer Beziehung (dagegen 93% der Männer in Führungspositionen). Emotional drückt sich das für diese Frauen nach eigenen Aussagen in der Unfähigkeit aus, sich fallenzulassen, sich hinzugeben, schwach und weich zu sein. Ihr Unterleib ist nicht in ihren Erfolg einbezogen, die repräsentative Grenze verläuft sozusagen an der Gürtellinie. Die Verbindung von Kopf und Geschlecht, von Ziel und sexueller Lust ist unzureichend oder nicht vorhanden, ein Zeichen, daß ihr Herzgefühl gleichermaßen zu kurz kommt. Sie erreichen das, was sie sich vorstellen und was sie im Beruf und Geschäft erreichen wollen, aber sie denken nicht an ihre eigenen gefühlsmäßigen Bedürfnisse, an Lust und Sinnlichkeit. Sie denken nicht an und nicht mit ihrem Geschlecht; ihre sexuelle Lust ist kein Aspekt in dem Vorstellungsbild dessen, was sie erreichen wollen.

Für beide Gruppen von Frauen geht es letztendlich um dasselbe, um die Wiedervereinigung von Lust, Herz und Verstand, Körper, Geist und Seele, was auch bedeutet, zu verstehen, daß sie bereits vereinigt sind und es schon immer waren und daß es nicht ohne Schäden und ohne Verlust (und Krankheit) möglich ist, sie voneinander zu trennen. Lediglich der Ansatzpunkt ist unterschiedlich. Denn das letztendlich befriedigende Gefühl, eins, zweifellos glücklich, erfüllt und harmonisch zu sein, ist nur in der Verbindung dieser Aspekte möglich, in der Vereinigung der scheinbaren Widersprüche und Unvereinbarkeiten. Hervorragend dazu geeignet, diese Verbindung herzustellen, ist die Übung des Hochziehens. Es ist eine fortgeschrittene Übung, die du erst nach dem Erlernen der anderen Techniken ausüben kannst. Sie bewirkt für jede Frau genau das, was sie braucht, sie aktiviert für jede Frau genau die Energie, die ihr fehlt.

Hochziehen

In dieser Übung werden Atmung, Muskelkontraktionen der Yoni und des Perinaeums und sexuelle Stimulation verbunden, um die sexuelle Energie in deinem Körper hochzulenken und im ganzen Körper zu verteilen, so daß zum einen dein ganzer Körper energetisch und lustvoll aktiv wird und du zum anderen zu einer komplexen, vorausschauenden und erleuchtenden Sicht deiner Sexualität als Lebenskraft gelangen kannst. Sie setzt die Beherrschung der Übungen »Selbstliebe« mit Stimulation, die »Kontraktionen« und die *sexuelle Atmung* voraus.

Mache die Übung anfangs mindestens 30 Minuten lang. Später ist es sinnvoll, sie auf bis zu eine Stunde auszudehnen. Dies vermehrt die Energie um ein Vielfaches. Praktiziere auch die Übung des »Hochziehens als Partnerübung« (siehe »Variante für die Frau«).

Beginne damit, daß du dir selber Lust machst, indem du dich genital berührst und an und in deiner Yoni stimulierst. Nach 2 bis 3 Minuten (höchstens 5) beginne mit Kontraktionen deiner Beckenbodenmuskulatur, der Yoni und des Anus sowie des Perinaeums. Mache dies rhythmisch, passend zum Rhythmus deiner Lust und deiner stimulierenden Bewegungen. Nach weiteren 2 bis 3 Minuten (höchstens 5) nimm deine Atmung als drittes Element hinzu. Koordiniere die Kontraktionen mit der Einatmung. Mache dabei deinen Mund spitz und den Ton *fffft* und stell dir vor, du würdest den Atem und die Energie wie mit einem Strohhalm aus deiner Yoni und dem Becken bis in deine Lungen und in deinen Kopf hochziehen. Mache das 10 Minuten lang. Der nächste Schritt besteht darin, das Stimulieren, Kontrahieren und Hochziehen in intermittierenden Abständen zu machen: Stimuliere dich einige Atemzüge lang und spiele dabei mit den Kontraktionen in unbestimmtem Rhythmus, dann unterbreche das Stimulieren für einen Atemzug, laß eine Hand an deiner Yoni, mach eine Kontraktion und ziehe die Energie hoch. Mit der anderen Hand streiche dabei über die Mittellinie deines Körpers hoch. Danach beginne wieder mit dem Stimulieren; mache es einige Atemzüge lang, ziehe dann wieder die Energie hoch, und so weiter. Diesen Wechsel praktiziere weitere 10 Minuten lang.

Danach nimm ein heißes Bad oder tanze wild, mach dir jedoch für mindestens eine Stunde keinen Orgasmus.

WAS NOCH FÜR DIE WEIBLICHE LUST WISSENSWERT IST

Trage keine BHs, es sei denn, du mußt es aus gesundheitlich-anatomischen Gründen, weil du sonst Schmerzen hättest. Die Einengung um die Brust ist auch eine Einengung deines erotischen Gefühls. Es ist erotisch, sich frei bewegen zu können und die Bewegung der Brüste z.B. beim Gehen zu spüren.

Trage keine enge, harte Kleidung. Für die Entfaltung deiner Erotik und Lust ist es wichtig, daß du Bewegungsfreiheit hast, dich keine zu engen Jeans kneifen oder am tiefen Atmen hindern. Ein angenehmes Gefühl machen Seide, lockere Kleidung und schön fallende, weiche Stoffe. Ebenso erotisch sind hautenge, elastische Hosen oder Anzüge aus elastischer Baumwolle, Lycra oder Wolle.

Trage keine Omaunterhosen. Es gibt schöne Slips, die sowohl praktisch als auch erotisch sind, von Tangas bis hin zu Strings, die nur ein Bändchen in der Pofalte haben.

Verwende während der Menstruation Tampons nur dann, wenn es nicht anders geht, z.B. beim Schwimmen, beim Sport etc. Verwende Binden. Für den Körper und dein Gefühl ist es wichtig, das Blut fließen zu lassen. Nachts brauchst du weder Binden noch Tampons, sondern schlafe nackt und beschaffe dir eine rote Unterlage aus plastikbeschichtetem Stoff, die du waschen oder abwischen kannst. Lege zusätzlich Handtücher darauf, die du jede Nacht wechselst.

Für die Lust ist es wichtig, auch den freien Umgang mit der Menstruation, dem eigenen Blut zu lernen und sie nicht als etwas Unreines, Unheiliges anzusehen, etwas »Befleckendes«, das du als Frau verbergen mußt und immer wieder als Entschuldigung benutzen kannst. warum du keinen Sex haben willst, Körperübungen und sexuelle Aktivität, besonders die Vereinigung, sind während der Menstruation sehr fördernd (auch für den Blutfluß). Menstruationsbeschwerden werden durch Lust stark vermindert oder verschwinden ganz, denn die sexuelle Energie bringt die gesamte Energie ins Fließen.

Wenn deine Yoni feucht ist oder wird, ist das ein erfreuliches, schönes Ereignis, egal wo, wann und an welchem Ort das geschieht; es ist nichts Schlimmes, Unreines oder Unheiliges, egal was dir deine Mutter oder andere darüber gesagt haben.

Kapitel VII

ORGASMUS UND SCHWANGERSCHAFT

Nach landläufiger Meinung soll sich eine Schwangere so viel wie möglich schonen, sich Ruhe gönnen und jede Anstrengung vermeiden. Ebenso ist zu beobachten, daß viele Frauen in der Schwangerschaft weniger sexuell aktiv sind oder sogar ganz aufhören, sexuelle Lust zu haben bzw. Sex zu machen. Entweder geschieht dies aus partnerschaftlichen Gründen, weil der Mann jetzt »plötzlich« nicht mehr will, wobei dieses Nichtwollen des Partners auch seinen Grund in der Einstellung der Frau zur Sexualität in der Schwangerschaft haben kann. Oder es geschieht aus der Annahme heraus, zu heftige Erregung schade dem Embryo. Oder zu guter Letzt schlicht aus dem Denken heraus, jetzt endlich nicht mehr zu »müssen« und sich mit der Schwangerschaft als Ausrede aus all den »Schweinereien«, die ja eh immer nur der Mann will, herausreden und heraushalten zu können.

In Wirklichkeit ist es jedoch so, daß Orgasmus und Lust für eine

Schwangere lebensstärkend und kräftigend sind, sowohl für die Durchblutung des Körpers als auch für die Drüsentätigkeit, die Hormonproduktion und die Stoffwechselfunktionen. Ebenso werden ihre Abwehrkräfte, ihr Immunsystem gestärkt und die Spannkraft ihrer Haut und ihres Gewebes verbessert. Müdigkeits- und Schwächeerscheinungen sind seltener und geringfügiger, die oft auftretende Übelkeit wird ebenfalls postiv beeinflußt.

Es stimmt nicht, daß eine schwangere Frau sich hinsichtlich körperlicher Aktivität und Anstrengung schonen sollte, im Gegenteil, sowohl sexuelle als auch sonstige körperliche (und geistige) Aktivitäten sind notwendig, um die obengenannten Funktionen und Wirkungen zu erhalten. Der Geburtsvorgang ist ein sehr heftiges, anstrengendes Geschehen, wozu eine Frau ihre ganze (Muskel) Kraft braucht. Wenn sie sich während der ganzen Schwangerschaft schont, anstatt zu trainieren, hat sie mit recht Angst vor der Geburt, denn ihre Muskulatur und Körperkonstitution wird unter Umständen nicht in der Lage sein, das Kind normal zur Welt zu bringen.

Rund die Hälfte aller Frauen gebären ihre Kinder heutzutage nicht mehr natürlich, weil sie es nicht mehr können. Sie bekommen Wehenmittel, die Geburt wird eingeleitet, ein Kaiserschnitt wird durchgeführt etc. Für viele Frauen sind die Schmerzen während der Geburtswehen so unerträglich, weil sie einerseits körperliche Aktivität und heftige Anstrengung, bei der der ganze Körper in »Mitleidenschaft« gezogen wird, nicht gewohnt sind und ihre Unterleibsmuskultatur (Beckenboden, Yoni, Gebärmutter) zu schwach ist, um Kraft auszuüben und mithin natürlich zu gebären. Deswegen sind sexuelle Aktivität und Orgasmus in der Schwangerschaft wichtig und lebensstärkend, weil sie die Lebendigkeit des Unterleibs, wozu auch die Muskeltätigkeit gehört, stärken.

Für den Embryo sind die Kontraktionen, die die Gebärmutter während der Lustempfindung und besonders während des Orgasmus macht, eine Geburtsvorbereitung, eine Vorbereitung auf die

Wehen, die wesentlich heftiger und stärker sind als diese. Gleichzeitig wird er in der Gebärmutter massiert und durch die verbesserte Stoffwechselfunktion des mütterlichen Organismus auch besser versorgt, besser durchblutet etc. Die Glückshormone, die der mütterliche Organismus während der Lust und des Orgasmus produziert, kommen auch dem Embryo direkt zugute. Die Zeit der Schwangerschaft ist bereits sehr prägend für das gesamte spätere Leben des Kindes; schon im Mutterleib kann es befriedigt sein, sich angenommen und wohl fühlen und so ein energetisches Polster aufbauen. Der Gefühlszustand der Mutter bestimmt (durch die Hormone) die spätere Entwicklung, sowohl im positiven als auch im negativen Sinn.

Wenn auch die landläufige Meinung, Schwangere bräuchten Ruhe, nicht stimmt, so ist es dennoch richtig, daß die Frau in der Schwangerschaft häufig mehr Zuwendung und Aufmerksamkeit in Form von körperlicher Zuwendung, Streicheln, Berührtwerden, Massage etc. braucht. Oft werden sich Frauen während der Schwangerschaft ihrer Bedürfnisse zum ersten Mal wirklich bewußt, was durch die erhöhte Sensibilität in dieser Phase zu erklären ist. Die Frau wird sensibler und hellhöriger für alles, was mit und in ihrem Körper passiert und was sie und ihr ungeborenes Kind brauchen. So kann jede Frau sehr gut fühlen, was und wieviel Aktivität für sie als Schwangere richtig ist und wie weit sie mit ihrer eigenen Anstrengung gehen kann. Der Orgasmus ist hingegen erwiesenermaßen eine angemessene »Anstrengung« und bis kurz vor der Geburt, ja sogar als Geburtseinleitung möglich.

SELBSTHILFE

Viele der Übungen lassen sich alleine zu Hause üben. Das sind jedoch nur Vorübungen, denn die wirklichen Probleme tauchen meist erst im Zusammenwirken mit dem Partner auf. Deshalb ist es für dich wichtig, mit Partnern zu üben, wenn du mit deiner Lustfähigkeit weiterkommen willst. Und es ist zu Beginn hilfreich, mit Partnern des gleichen Geschlechts zu trainieren.

Wenn du keinen Freundeskreis hast, in dem sich ein solches Training leicht einrichten läßt, wie z.B. innerhalb einer bestehenden Saunagruppe, dann mußt du dir einen eigenen Interessenkreis schaffen. Dazu ist es wichtig, daß die Ziele der Übungstreffen richtig benannt sind, sonst hast du verärgerte Interessenten. Wecke jedoch auch keine falschen Hoffnungen. Das Ziel eines solchen Interessenkreises ist Sensibilitätstraining; du kannst jetzt hinzufügen *für Frauen* oder *für Männer*.

Zu diesem Zweck gib am besten eine Anzeige auf: Betroffenenkreis junger Frauen sucht Teilnehmerinnen für ein regelmäßiges Sensibilitätstraining. Entsprechend deinen eigenen Vorstellungen und Bedürfnissen kannst du jetzt sagen: «älterer Frauen« anstatt «junger«, oder «Männer« anstelle von «Frauen«. Richte dann eine Telefonnummer, unter Umständen auch mit Anrufbeantworter, ein, wo sich Interessenten über Ort, Zeit und alle weiteren Bedingungen informieren können.

Wenn du dann einen Termin und einen Raum für ein erstes Treffen hast, empfiehlt es sich, direkt für den nächsten Abend ein Papier über den Inhalt des anstehenden Treffens zu machen, auf das sich die Teilnehmer einigen können. In so einem Papier legst du auch vorher fest, wann ihr anfangen bzw. aufhören wollt, und natürlich auch, wie oft ihr euch voraussichtlich treffen wollt. Dann ist es wichtig, schriftlich festzuhalten, daß jeder an den Abenden freiwillig teilnimmt, aber auch aktiv mitmachen will, denn für einen Zuschauer kann das Training seinen Zweck nicht erfüllen und er würde obendrein die anderen Teilnehmenden stören. Desweiteren sollte jeder selber für seine Hygiene verantwortlich sein.

Besonders wichtig ist, daß sich die Teilnehmer gegenseitig versprechen, ein ehrlicher Spiegel zu sein, das bedeutet, über die eigenen Gefühle und Fortschritte oder Rückschritte korrekt zu berichten, und zwar gleich in dem betreffenden Moment, nicht erst nach dem Abend oder Wochen später. Nur wenn jeder lernt, authentisch zu sein, kann jeder in der Gruppe vom anderen lernen und das eigene Gefühl entwickeln.

Dann gib für den jeweiligen Abend eine Übung vor, die ihr machen wollt, und macht dann auch diese und nicht irgendwelche anderen. Beim nächsten Treffen gehe auch auf Vorschläge der anderen ein.

Am Schluß beachte, daß es gut ist, die Teilnehmer des Kreises zu Stillschweigen über das zu verpflichten, was innerhalb des Abends lief, denn keiner kann sich vertrauensvoll öffnen, wenn er fürchten muß, daß hintenherum über ihn gesprochen wird. Solche Treffen dürfen außerdem kein Geld kosten; trotzdem kannst du die Unkosten verteilen, wenn welche entstehen. Es ist von Vorteil, wenn ihr euch immer an demselben Platz treffen könnt; einem Ortswechsel steht aber auch nichts im Wege.

Ein verbindendes Element unter den Teilnehmern kann sein, daß alle Blumen mitbringen oder auch Kekse, vermeide aber, daß die Treffen zu einer Trink- und Eßparty ausarten. Ihr trefft euch wegen Übungen der Lust des Körpers und nicht der Lust des Essens und Trinkens. Ebenso kann es jedem nützen, ein Tagebuch zu führen, wobei ich dringend empfehle, darin keine Namen festzuhalten.

Neben den allgemeinen Höflichkeitsregeln solltest du, wenn du der Gastgeber bist, darauf achten, daß im Umgang der Teilnehmer ein kooperativer Ton herrscht. Vermeide also Schuldzuweisungen, auch wenn es so aussieht, als hätte einer Schuld an etwas; vermeide Du-Botschaften. Rede zuerst von deinem Gefühl, von deiner Beobachtung. Ein Beispiel: Eine Vase fällt neben einem Teilnehmer um. Sage jetzt nicht: »Du hast die Vase umgeworfen«, sondern sage: »Die Vase neben dem Teilnehmer X ist umgefallen.« Übst du mit jemandem zusammen und hast dabei kein gutes Gefühl, dann sage, daß du ein schlechtes Gefühl hast, und vermeide zu sagen, daß der andere schlecht ist.

Formuliere immer von dir aus: »Für mich sah es so aus ... aus meiner Sicht ... mir kam es so vor ... ich hatte den Eindruck ... auf mich wirkte es ... ich kann die Übung nicht fortsetzen ...« Und danach erst frage nach Zusammenhängen. Denn alles, was du wahrnimmst, sind u.U. nur Teile einer ganz anderen Wirklichkeit als der, die du vielleicht voreilig zu erkennen geglaubt hast. Das betrifft deine Gefühle beim Erarbeiten und Trainieren deiner Sensibilität ganz besonders.

Die Feststellungen: »Mir ist so schlecht, ich kann nicht hinsehen« oder »Ich bin so müde, ich kann nicht sitzen bleiben... Das ist alles falsch, was ihr da macht... Mir ist zum Kotzen...« sind Erscheinungen, die auch aus dem jeweiligen Abwehrmechanismus des einzelnen kommen. Es kann sehr nützlich sein, diesen Regungen nicht sofort nachzugeben, sondern ihrem Erscheinungsbild volle Aufmerksamkeit in der Beobachtung zu schenken. Beispielsweise: »Ich habe Kopfschmerzen, so stark, daß ich am liebsten gehen würde - was ich jetzt aber nicht tue. Ich beobachte lieber aufmerksam, wann und wobei diese Kopfschmerzen auftreten und wann und wobei sie wieder verschwinden.« Dies kann sehr lehrreich sein.

Bei allen Übungen, die ihr zusammen macht, bedanke dich am Ende immer bei deinem Partner, auch dann, wenn die Übung für dich gar nicht besonders schön oder gut war. Jeder ist Schüler des anderen.

Diese Anregungen gelten genauso für gemischte Treffen, wenn du einen Kreis aus Männern und Frauen machen willst. Bedenke dabei nur, daß die meisten Teilnehmer in ihrer Sexualität eben nicht so »frei und locker« sind, wie sie sein sollten, um den anderen Teilnehmern eines Übungskreises zu begegnen. Viel zu rasch laufen zwischen Mann und Frau Verhaltensmuster ab, die gegenseitig die Entfaltung der Lust behindern. Daher empfiehlt es sich, solche Treffen mit einem erfahrenen Therapeuten oder Psychologen zu machen, wobei die Supervision des Beobachters verhindert, daß zu tiefe Verletzungen entstehen, die die Lernerfahrung ansonsten wirksam verhindern können.

Wenn du allein mit einem Partner des anderen Geschlechts übst, ist das zu Beginn leichter, aber auch gerade hierbei vergiß nicht den Trainingscharakter. Sprich zuvor davon, was du lernen und ausprobieren willst, und verwische dieses Ziel nicht in schablonenhaften Kompromissen, die dich am Ende nur wieder kompromittieren. Wenn es z.B. dein Ziel war, dich in Gegenwart des Partners selbst zu stimulieren, dann mach nicht auf der Hälfte einen Rückzieher und laß dich stimulieren oder stimuliere den anderen, weil der es gern hat. Jede Bewegung sollte dem Erforschen und Erreichen eines Zieles dienen.

Geeignete Zeitungen zur Aufgabe eines entsprechenden Inserates sind Stadtmagazine mit Programmteil, Anzeigenblätter oder Stadtteilzeitungen, in denen auch Bekanntschaftsanzeigen aufgegeben werden können. Rechne damit, die Anzeigen über einen längeren Zeitraum aufgeben zu müssen, und es kann auch Sinn machen - besonders für Frauen - Anzeigen mit Chiffre und schriftlicher Beantwortung aufzugeben. Vor allem in Kleinstädten sollten Frauen das berücksichtigen.

Für ältere Menschen, die mehr Zeit haben, lassen sich auch gemeinsame Unternehmungen planen; so kann die ganze Gruppe z.B. gemeinsam zum Üben in den Urlaub fahren. Gerade dort ist es aber nötig, vorher ein festes Übungsprogramm zu planen, weil sonst oft die ortsüblichen Vergnügungen das gemeinsame Programm überlagern können.

REGISTER DER ÜBUNGEN

Kapitel V: MÄNNERLUST

EINZELÜBUNGEN FÜR MÄNNER

PARTNERÜBUNGEN

PAARÜBUNGEN

Kapitel VI: WEIBLICHE LUST

ÜBUNGEN

SINNLICHKEIT UND DIE SINNE

DAS EIGENE GESCHLECHT KENNENLERNEN

ENERGETISIERENDE UND LUSTSTEIGERNDE KÖRPERÜBUNGEN

SEXUELLE UND TABUBRECHENDE ÜBUNGEN

ZIELGERICHTETE LUST

Weitere Informationen
zu den Autoren
Andro & Devatara
unter www.diamond-lotus.de